主审　曾祥龙　陈扬熙

# 正畸托槽带环黏结与弓丝托槽摩擦力的实验研究

主　编　徐实谦

中国科学技术出版社
·北京·

**图书在版编目（CIP）数据**

正畸托槽带环黏结与弓丝托槽摩擦力的实验研究 /
徐实谦主编. -- 北京：中国科学技术出版社，2023.3
　ISBN 978-7-5046-9944-2

　Ⅰ.①正…　Ⅱ.①徐…　Ⅲ.①口腔正畸学—实验—研
究　Ⅳ.①R783.5-33

中国版本图书馆CIP数据核字（2023）第031582号

| | | |
|---|---|---|
| 选题策划 | 王晓义 | |
| 责任编辑 | 王　颖 | |
| 封面设计 | 孙雪骊 | |
| 责任校对 | 张晓莉 | |
| 责任印制 | 徐　飞 | |

| | | |
|---|---|---|
| 出　　版 | 中国科学技术出版社 | |
| 发　　行 | 中国科学技术出版社有限公司发行部 | |
| 地　　址 | 北京市海淀区中关村南大街16号 | |
| 邮　　编 | 100081 | |
| 发行电话 | 010-62173865 | |
| 传　　真 | 010-62179148 | |
| 网　　址 | http://www.cspbooks.com.cn | |

| | | |
|---|---|---|
| 开　　本 | 787mm×1092mm　1/16 | |
| 字　　数 | 275千字 | |
| 印　　张 | 16 | |
| 版　　次 | 2023年3月第1版 | |
| 印　　次 | 2023年3月第1次印刷 | |
| 印　　刷 | 北京荣泰印刷有限公司 | |
| 书　　号 | ISBN 978-7-5046-9944-2/R·2990 | |
| 定　　价 | 99.80元 | |

# 编写人员

主　编　徐实谦

副主编　张令波　韩晶莹　侯　录　邵　坪

　　　　张　莉　王培军

主　审　曾祥龙　陈扬熙

编　委（按姓氏笔画排序）

　　　　王培军　史　欣　印明晶　付　巍

　　　　朱双玉　闫伟军　张令波　张　莉

　　　　宋　冰　邵　坪　苗　楠　赵一松

　　　　赵凌波　侯　录　高玉丽　高　睿

　　　　徐实谦　郭　舒　夏默然　韩晶莹

# 内 容 简 介

多托槽固定矫治技术作为口腔正畸治疗的主流方法，离不开托槽、弓丝这两种关键材料的应用。因而，熟悉和掌握托槽黏结、弓丝性能，以及正畸力传递中托槽与弓丝间的相互接触、摩擦关系、力学效应，是每一位正畸医生应当学习了解的基本知识，也是指导临床固定矫治技术方法不断改进和应用创新的关键。

多年以来，我们学习借鉴国内外材料力学先进技术与经验，通过院系合作，进行了学科交叉的系列创新研究。通过总结、整理口腔正畸托槽带环黏结与弓丝托槽摩擦力的实验研究成果完成本书。本书旨在普及口腔正畸学应用基础研究知识，可为正畸医生临床应用提供指导。

全书共八章，内容涉及正畸学的实验原理、基本技术和临床的检测方法等，概括了我们二十年来在口腔正畸学科中的临床实验研究及创新成果，是一部口腔正畸托槽带环黏结与弓丝托槽摩擦力测试技术专著，代表了矫治测试技术的现代发展水平。

本书章节目标明晰，技术方法介绍翔实，图文并茂。所展示的相关技术方法和研究成果对正畸临床操作及进一步的研究探索具有实际参考意义。

本书可供口腔医务工作人员，特别是从事正畸的研究人员，包括研究生、进修生及口腔医学生参考。

# 前　　言

　　牙齿固定矫治技术离不开托槽带环的黏结技术，弓丝–托槽摩擦力更是正畸治疗能否顺利进行的重要决定因素。长期以来，口腔正畸科医生对于黏结材料与牙釉质、托槽或带环之间产生的一些微观结构的变化，对于弓丝与托槽之间的摩擦力如何控制，了解并不全面，甚至有一些模糊认识。本书试图通过大量的实验研究，对上述问题加以阐述，帮助正畸科医生和初学者对牙釉质黏结及弓丝–托槽摩擦力有更加深入的理解。

　　本书是在哈尔滨医科大学与哈尔滨工业大学医工结合交叉学科共同培养研究生的基础上，结合二十年来口腔正畸学实验研究和40多名研究生完成的42项课题为主要内容编写而成。主要介绍了对离体牙硬组织结构的测试分析；弓丝托槽、带环结构特征与离体牙黏结强度（拉伸、剪切）的测试与实验研究；弓丝托槽槽沟间摩擦力的实验研究以及矫治力三维有限元数值模拟分析等，而且还总结汇编了口腔正畸学相关的实验研究实例。

　　本书中所介绍的实验研究及测试，均采用了国内外先进的测试技术和方法，特别是一些工科技术，如X射线衍射分析技术、射线成像技术、光学显微镜分析、微观表征分析、光谱与能谱分析、显微硬度测试技术等。为了完成摩擦力的相关研究和测试，本书的主要作者徐实谦教授和侯录教授先后自主发明了先进的"半自动摩擦力测试仪"。为了进行黏结强度相关实验，他们又研发了"仿真模拟空间三维测力仪"和"口腔正畸牙体黏结托槽黏结拉伸、剪切强度用胎夹具"，进行精确的实验测试，获取的数据精确可靠。本书对上述专利设备的结构和应用做了详尽的介绍，这些具有自主创新的实验设备，在验证或揭示相关科学研究的同时，为我国口腔正畸科研领域向国际前列迈进做出了贡献。

　　本书每个章节均有内在的联系，通过有机的衔接，强调重点突出、精简理论、讲清规律，并且具有结合临床、突出实际应用的特点；同时书中还阐述了正畸学科最新发明专利的分析、测试方法、基本原理、相关实验样本的制备及测试仪的工作原理等，可以使口腔正畸专业人员拓宽学科相关知识，跟踪科学技术的发展与创新，适应国家对人才培养的需求。

本书具有"总结过去、迈向未来"的特点，具有"面向世界，适应21世纪教育改革需要"的特色，有望在培养研究生创新思维、解决实际问题能力方面发挥作用，有利于口腔正畸学科初学者全面素质的提高，并使其从书中获得启发，提高学会分析问题和解决问题的能力与方法。

全书共分八章，第一章为牙体硬组织结构与观察测试技术，由徐实谦、印明晶、缪婧、史欣编写；第二章为牙弓丝托槽及带环的结构特征，由赵慧杰、苗楠、高玉丽编写；第三章为口腔正畸用树脂黏结剂材料，由徐实谦、高睿、夏默然、赵凌波编写；第四章为托槽与带环黏结强度测试技术，由邵坪、王培军、付巍、郭舒编写；第五章为弓丝与托槽间摩擦力的基本概念，由侯录、朱双玉、张令波、高玉丽、耿冠男编写；第六章为去除托槽对离体牙釉质表面的损伤，由邵坪、徐实谦、宋冰编写；第七章为正畸力数值模拟三维有限元分析，由张莉、韩晶莹、张丹丹编写；第八章为正畸临床矫治实验研究，由侯录、张莉、闫伟军、赵一松、赵越、张嘉辉编写；全书由徐实谦担任主编，由张令波、韩晶莹、侯录、邵坪、张莉、王培军担任副主编，由曾祥龙、陈扬熙主审。参加本书编写工作的还有高景祥、王典亮、郭永良、肖景东、何志伟、王春晔、张敏、张博、逯荫、史雅绒、缪婧、商家明。书中所述创造研究成果都是全体作者20年来辛勤指导研究生临床实践取得的，在此致以诚挚谢意。

本书编写过程中得到哈尔滨医科大学和哈尔滨工业大学多学科专家教授的指导，吸收了多名正畸科教师对编写工作提出的宝贵意见，并参考了《殆学》《口腔生物材料学》及相关学术杂志，还得到中国科学技术出版社的大力支持，谨表示衷心的感谢。

编写这部专著，旨在满足从事教学及科研的教师、本科生、研究生及其他研究人员的工作学习需要。由于作者知识水平有限，加之正畸学科发展很快，书中难免存有诸多不足之处甚至错误，恳请读者多多赐教。

徐实谦

2022年8月

# 目　录

# 第一章
# 牙体硬组织结构与观察测试技术

　　采用固定矫治技术进行正畸治疗，需在牙齿上黏结托槽，在托槽上结扎弓丝，通过弓丝与托槽相对位置的改变，实现被矫治牙齿的移动，即发生位置的改变，关闭间隙、排齐牙列等。在牙体上黏结托槽，黏结抗拉伸、抗剪切的强度应满足临床需求。正畸医生根据治疗计划，要能够调控结扎弓丝与托槽槽沟间摩擦力的大小，即有些情况下需要增大摩擦力，有些情况下需要减小摩擦力，这就需要测试黏结强度力值和静、动摩擦力值等。学者们在口外通过仿真模拟进行实验研究与测试。实验选用离体牙，测试黏结托槽、结扎弓丝、唾液环境等，均模拟口内环境进行。

## 第一节　离体牙硬组织的组成与结构特点

### 一、离体牙硬组织的结构特点

#### 1. 离体牙硬组织结构

　　牙冠釉质形成的过程为：釉原蛋白通过凝集，形成20 nm大小的纳米球结构，矿化后形成的磷灰石晶体，无规律地分散在釉质基质中，成为釉质中最内一层无釉柱结构的釉质，厚度约8 μm。该层釉质形成后，成釉细胞开始离开牙本质表面，在靠近釉牙本质界的一端，形成短的圆锥状突起——成釉细胞突（Tomes突）形成釉柱的头部，壁形成釉柱间的釉质。成釉细胞突与细胞之间有终棒和连接复合体。

　　由成釉细胞形成釉柱的头部、颈部和尾部，即呈典型的釉柱结构特征，而且成一定的角度。小的磷灰石晶体直径、长度迅速增大。磷灰石晶体呈细小针形，晶体体积增大后就成板条状。

　　牙冠的形成开始是切缘和牙尖，最后分化的区域是牙颈和牙尖之间的区域。牙冠表面釉质体积是随釉质基质不断增量沉积而增长，至釉质形成整个厚度后，成釉细胞变短，细胞器的数量减少，多余的细胞器被细胞中的自噬小泡和溶酶吞噬和降解。牙冠的增长是通过釉质基质的增量沉积完成的，牙冠的大小只取决于釉质沉积。

## 2. 牙体的结构尺寸

　　选取30～40岁成年人上颌离体牙，中切牙3颗、尖牙6颗、第一前磨牙4颗、第二前磨牙5颗、第一磨牙5颗、第二磨牙6颗，分别用R规（半径样板）（R1～R6.5 mm）、千分规测量离体牙结构尺寸（每颗离体牙测5次，取平均值），中心点设置在牙冠表面几何中心处。测量结果见表1-1、表1-2，冠角如图1-1所示。

表1-1　离体牙结构尺寸

| 牙　体 | 冠长 / mm | 冠宽 / mm | 冠厚 / mm | 全长 / mm | 根长 / mm | 冠转矩 | 冠角 |
|---|---|---|---|---|---|---|---|
| 第一前磨牙 | 8.5 | 7.2 | 9.5 | 20.5 | 12.1 | −7° | 2° |
| 第二前磨牙 | 7.8 | 6.7 | 9.3 | 20.5 | 12.7 | −7° | 2° |
| 第一磨牙 | 7.3 | 10.1 | 11.3 | 19.7 | 12.4 | −9° | 0° |

表1-2　离体牙唇颊侧弧面半径尺寸　　　　　（单位：mm）

| 牙　体 | 离体牙弧面半径 | | | | | | | | | 平均值 |
|---|---|---|---|---|---|---|---|---|---|---|
| 切牙 | 6.8 | 6.5 | 6.0 | | | | | | | 6.43 |
| 尖牙 | 3.5 | 4.0 | 4.0 | 3.5 | 4.0 | 4.5 | | | | 3.75 |
| 前磨牙 | 3.5 | 3.5 | 3.5 | 3.5 | 3.5 | 3.5 | 3.5 | 3.5 | 3.5 | 3.5 |
| 第一磨牙 | 4.0 | 4.0 | 3.5 | 5.0 | 4.0 | 3.5 | 4.0 | 5.0 | | 4.13 |
| 第二磨牙 | 3.5 | 4.0 | 3.0 | 4.0 | 5.0 | | | | | 3.9 |

## 二、离体牙实验前处理

　　在正畸治疗过程中，必须要有牙齿与托槽间良好的黏结固位，矫治力才能充分地表达。其中，托槽作为固定矫治器的受力体，与牙釉质面的黏结强度成为完成正畸治疗的关键，其重要影响因素之一是对牙釉质面的处理。

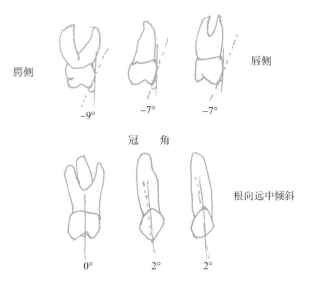

图1-1　冠角（腭侧、唇颊侧）

## 1. 清洁牙面

牙釉质面与黏结剂的黏结质量、黏结强度，受口腔中软硬组织表面污染的影响。为使黏结剂与牙釉质面尽可能清洁和干燥，需对牙体的表面进行脱脂、脱水等处理，再用高压水枪冲洗，然后吹干。

## 2. 酸蚀处理离体牙面

新鲜的牙釉质富含极性基团——OH，有利于黏结剂与离体牙釉质面的湿润，有利于形成化学键——氢键，可产生较强的范德华力，呈高矿化富集。在黏结托槽前，要用一定浓度的磷酸对牙釉质面进行酸蚀处理。釉质中的无机物羟基磷灰石在磷酸的作用下，由于釉质釉柱、柱间质的矿化程度不同，酸蚀程度也不一致，酸蚀后牙釉质面呈蜂窝状（图1-2）。同时，酸蚀剂还能部分溶解黏附在牙釉质表面的牙垢、菌斑等有机物。

选用离体前磨牙进行酸蚀，配置37%的磷酸酸蚀剂，酸蚀时间为30～60 s，使牙釉质面与黏结剂获得最

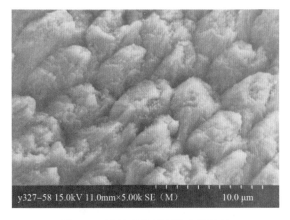

图1-2　酸蚀后釉质面蜂窝状结构

佳的黏结强度，通过扫描电子显微镜能谱面分布测试，可见酸蚀后离体牙釉质面产生轻度的脱钙（图1-3），从而黏结剂可与离体牙釉质面相互镶嵌产生机械嵌合，为机械性黏结。

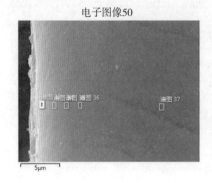
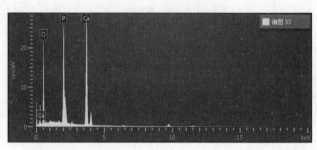

| 元素 | 线类型 | Wt% | Wt% Sigma | 原子百分比 / % |
|---|---|---|---|---|
| O | K线系 | 57.35 | 0.27 | 75.44 |
| P | K线系 | 14.07 | 0.14 | 9.56 |
| Ca | K线系 | 28.58 | 0.20 | 15.01 |
| 总量 | | 100.00 | | 100.00 |

图1-3　釉质面脱钙的能谱分析

### 3. 激光处理离体牙面

对离体牙釉质面用激光进行处理，同样可以起到在釉质面增加微孔（图1-4）、脱水、脱脂的作用，使黏结剂容易渗入微孔中而形成机械嵌合，固化后提高黏结强度，临床应用固位效果好。

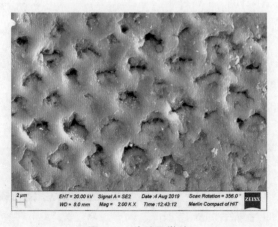

图1-4　釉质面微孔

# 第二节 离体牙观察测试分析

## 一、离体牙样本制作

### 1.离体牙釉质面观察样本制作

切割：先将离体前磨牙置入固位套框内用自凝树脂固位，固化24 h后，用金刚石切片机（切片厚0.4 mm）在牙冠中心区域切取2 mm×1.5 mm长方形牙块（图1-5），洗净吹干。

固位：选取双侧平行的金属套环（内孔直径12 mm，高10 mm），将测试离体牙方块需观察的釉质面朝上，并在套环中心定位后，灌入自凝树脂，固位24 h后在烘干箱中加热至80 ℃烘干处理8 h。

喷金：对需进行扫描电子显微镜（SEM）观察的釉质面与金属套环一起进行喷金处理，使之成为导电体待用，完成釉质面观察样本制作（图1-6）。

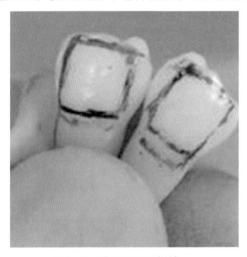 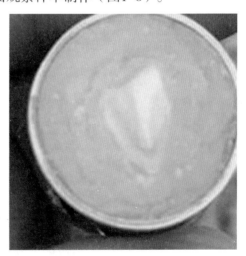

图1-5 釉质面切取样块　　　　　　图1-6 喷金后的釉质面样本

### 2.离体牙纵断面观察测试样本制作

切割：与上述样本制作方式相同，先将离体牙在固位套框内用自凝树脂固位，固化24 h后，用金刚石切片机沿离体牙牙冠中心进行纵向切割，将切割的离体牙洗净吹干。

固位：选取上下口平行的金属套环（内径12 mm，高10 mm），将截取的离体牙纵向断面放在平台上，并在套环中心定位后，灌入自凝树脂，固位24 h。

磨削：对制备好的离体牙截面先用不同规格的砂纸进行打磨，然后用1000目砂纸精磨，沿同一个方向压住连续打磨，在抛光机上用抛光膏进行抛光，洗净吹干，放置烘干箱中加热至80 ℃烘干处理8 h。

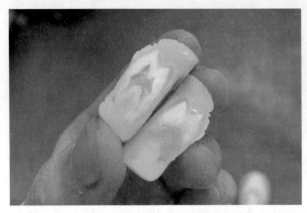

喷金：对需进行扫描电子显微镜观察的离体牙纵断面与金属套环一起进行喷金处理，使之成为导电体待用，完成离体牙纵向断面观察样本的制作（图1-7）。

图1-7　离体牙纵向截面样本

## 二、扫描电子显微镜（SEM）观察与能谱（EDS）测试

### 1. 离体牙硬组织结构的扫描电子显微镜观察

#### 1）离体牙牙釉质硬组织观察

牙体由牙釉质、牙本质及牙骨质构成牙齿硬组织，包绕着牙髓组织（图1-8）。

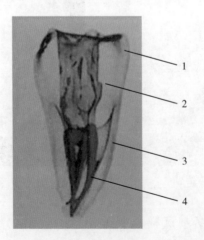

1—牙釉质；2—牙本质；3—牙周膜；4—牙髓组织

图1-8　牙体构造

牙釉质为半透明钙化组织，主要成分为羟基磷灰石，约占总重量的90%，加上 $CaCO_3$、$MgPO_3$ 及 $CaF_2$ 等，约占总重量的96%～97%，其余为有机物和水。羟基磷灰石主要以 $Ca_{10}(PO_4)_6(OH)_2$ 晶体形式存在。在结构方面，牙釉质由釉柱、柱间质组成（图1-9），釉柱为细长的柱状物，直径约4 μm，由釉牙本质界处呈放射状贯通至牙齿表面（图1-10）。柱间质是釉柱之间一种钙化的黏结区，含有较多的有机质（图1-11）。釉护膜是牙釉质表面的一层薄膜，由唾液蛋白的沉淀物组成（图1-12）。

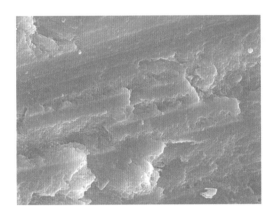

图1-9 釉柱、柱间质

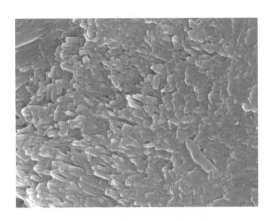

图1-10 牙釉柱呈放射状排列

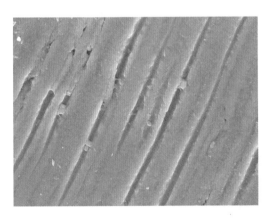

图1-11 釉柱间有机质

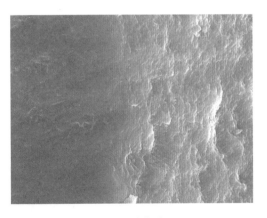

图1-12 釉护膜

2）离体牙牙本质硬组织观察

牙本质的主要成分是以羟基磷灰石为主的无机物，约占总重量的70%，有机物胶原组织约占20%，水约占10%（图1-13）。

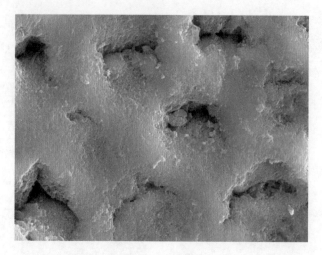

图1-13    牙本质

　　牙本质由成牙本质细胞突起、牙本质小管、管周牙本质及管间牙本质构成
（图1-14）。牙本质小管从牙髓腔向釉牙本质界面，呈放射状排列，贯通整个牙本
质（图1-15）。牙本质小管近牙髓一端较粗，单位横截面上小管数目也多；越接近
表面，小管越细，数目也越少（图1-16）。牙本质小管内有成牙本质细胞突起暴露
在牙本质表面，外界的刺激可引起牙本质小管内组织液向内、外流动，会对成牙本
质细胞产生刺激作用。牙本质胶原纤维呈交织网状，存在于管间牙本质及管周牙本
质中；管周牙本质钙化程度较高（能谱见图1-17），胶原纤维含量就很少，而管间
牙本质钙化程度就相对偏低（能谱见图1-18），胶原纤维含量也少，呈致密束状交
叉排列（图1-19）。

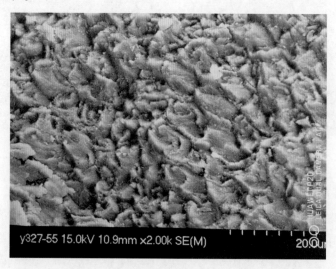

图1-14    管周牙本质及管间牙本质

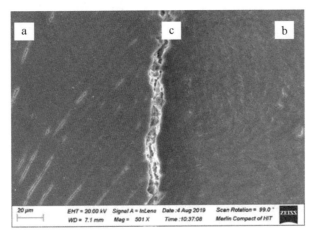

a—牙本质；b—牙釉质；c—幼牙骨质界面

图1-15 牙本质小管呈放射状排列

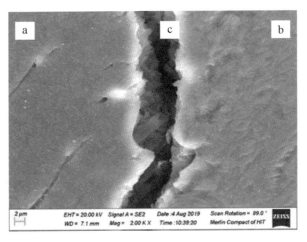

a—牙本质；b—牙釉质；c—幼牙骨质界面

图1-16 牙本质小管渐细

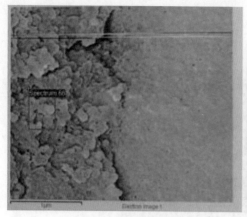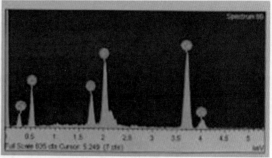

| 元素 | 线制 | Wt / % | At / % |
|---|---|---|---|
| O | K线制 | 51.28 | 19.47 |
| Si | K线制 | 6.28 | 4.86 |
| P | K线制 | 15.43 | 10.83 |
| Ca | K线制 | 11.00 | 34.54 |
| 总含量 | | 100 | 100 |

图1-17　牙本质管周能谱图

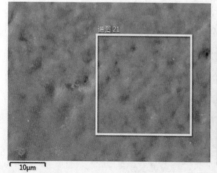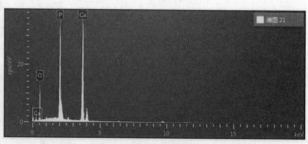

| 元素 | 线类型 | Wt% | Wt% Sigma | 原子百分比 / % |
|---|---|---|---|---|
| O | K线系 | 44.45 | 0.43 | 64.65 |
| P | K线系 | 18.19 | 0.21 | 13.66 |
| Ca | K线系 | 37.36 | 0.32 | 21.69 |
| 总量 | | 100.00 | | 100.00 |

图1-18　牙本质管间能谱图

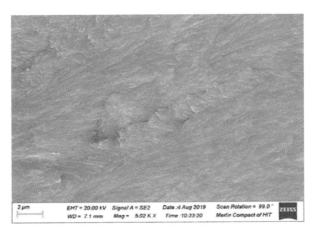

图1-19 牙本质胶原呈致密束交叉排列

### 2. 离体牙硬组织结构的EDS能谱测试分析

#### 1）离体牙牙釉质的能谱分析

（1）对离体牙牙冠中心、牙龈上2 mm处的能谱测试。在釉质表面1.5 mm×2 mm范围内选取5个测试点：几何中心点、四周边框中心点，分别测试其Ca、P 、O的面分布，其中一个测试点的能谱测试平均原子百分比结果见图1-20和表1-3。

电子图像39

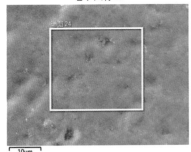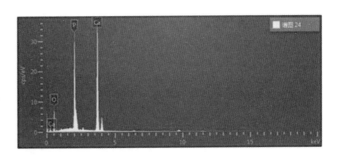

| 元素 | 线类型 | Wt% | Wt% Sigma | 原子百分比 / % |
|------|--------|-----|-----------|----------------|
| O | K线系 | 37.20 | 0.39 | 57.62 |
| P | K线系 | 19.55 | 0.18 | 15.64 |
| Ca | K线系 | 43.25 | 0.29 | 26.74 |
| 总量 | | 100.00 | | 100.00 |

图1-20 离体牙牙釉质面能谱面分布

表1-3　离体牙牙釉质Ca、P、O面分布

| 选点 | 原子百分比 / % | | |
|------|------|------|------|
| | Ca | P | O |
| 中心 | 26.51 | 15.41 | 58.08 |
| 上中心 | 24.97 | 14.89 | 59.84 |
| 下中心 | 29.08 | 16.11 | 54.8 |
| 左中心 | 26.21 | 15.48 | 58.31 |
| 右中心 | 25.27 | 14.89 | 59.84 |
| 平均 | 26.4 | 15.36 | 58.87 |

综合各测试点的能谱分析结果，釉质面能谱测试面分布平均原子百分比：Ca为26.4%，P为15.36%，O为58.87%。

（2）对离体牙牙釉质纵向截断面Ca、P、O原子百分比测试。在上述牙釉质面检测区域制备牙釉质的纵向截断面，自釉质表面向牙髓方向，沿釉柱走向选取100 μm的线段，将此线段每隔10 μm设定为一个测试面，分别测试其原子百分比，测试结果见图1-21和表1-4，初始10～20 μm段Ca含量偏低，P、O含量平稳。其线分布测试釉质表面起100 μm，Ca、P、O的GTS光子数量分布特征如图1-22所示。测试结果显示：自釉质表面起纵向深入近10 μm，Ca含量为20.56%，深入至20～100 μm，Ca含量稳定在26%左右，较平稳，其原因是牙釉质表面酸蚀后脱矿导致钙的流失；P含量呈现类似的规律；O含量变化不显著。自釉质表面向牙髓方向，在100 μm线段里，Ca、P、O平均面分布原子百分比为：25.53%、13.05%、66.24%。

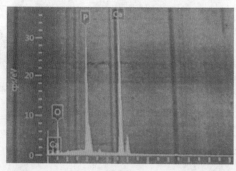

| 元素 | 线类型 | Wt% | Wt% Sigma | 原子百分比 / % |
|------|--------|------|-----------|------|
| O | K线系 | 37.20 | 0.39 | 57.62 |
| P | K线系 | 19.55 | 0.18 | 15.64 |
| Ca | K线系 | 43.25 | 0.29 | 26.74 |
| 总量 | | 100.00 | | 100.00 |

图1-21　釉质面纵断面能谱面分布

表1-4　纵断面牙釉质面能谱面分布

| 纵向距离 / μm | 原子百分比 / % | | |
|---|---|---|---|
| | Ca | P | O |
| 10 | 20.56 | 13.03 | 66.41 |
| 20 | 25.47 | 14.24 | 66.72 |
| 40 | 26.43 | 12.86 | 66.72 |
| 60 | 25.70 | 12.56 | 67.13 |
| 80 | 29.47 | 12.32 | 68.21 |
| 100 | 25.56 | 13.3 | 62.29 |
| 平均 | 25.53 | 13.05 | 66.24 |

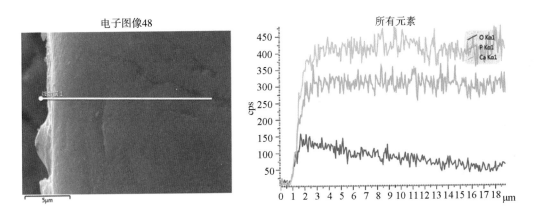

图1-22　沿纵向线Ca、P、O的GTS分布特性曲线

2）离体牙纵向截断面牙本质能谱分析

制备牙本质的纵向截断面，自牙髓腔界面向釉牙本质界面方向，沿牙本质小管走向选取100 μm的线段，将此线段每隔10 μm设定为一个测试面，分别测试其Ca、P、O的面分布原子百分比（图1-23和表1-5）。测试结果显示：其面分布自牙髓界面起至釉牙本质界面处，Ca、P、O的面分布比较均衡，平均原子百分比：Ca为20.69%，P为13.06%，O为66.16%。线分布测试由牙髓界面起100 μm，Ca、P、O的GTS每秒光子数量分布是平稳的，无明显差异，如图1-24所示。

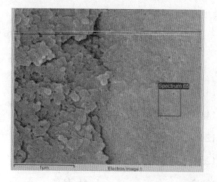
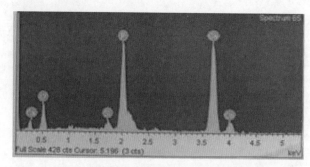

| 元素 | 线类型 | Wt% | At% |
|------|--------|-----|-----|
| O | K线系 | 43.41 | 63.28 |
| Si | K线系 | 1.48 | 1.23 |
| P | K线系 | 20.00 | 15.06 |
| Ca | K线系 | 35.11 | 20.43 |
| 总量 | | 100.00 | |

图1-23　离体牙纵断面牙本质能谱面分布

表1-5　纵断面牙本质能谱面分布

| 纵向距离 / μm | 原子百分比 / % | | |
|---------------|------|------|------|
| | Ca | P | O |
| 10 | 20.56 | 13.00 | 66.72 |
| 20 | 23.47 | 14.24 | 66.72 |
| 40 | 20.43 | 12.86 | 67.72 |
| 60 | 19.70 | 12.66 | 68.21 |
| 80 | 19.47 | 12.32 | 62.21 |
| 100 | 20.56 | 13.30 | 62.29 |
| 平均 | 20.16 | 13.06 | 66.16 |

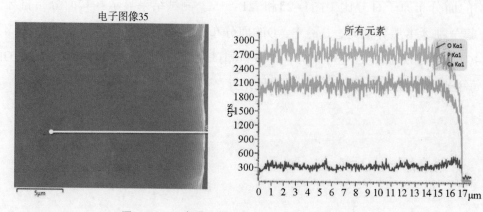

图1-24　牙本质的Ca、P、O的GTS分布特性曲线

### 三、离体牙维氏硬度测试

对离体牙进行维氏硬度测试，是根据牙体单位测试面积上的载荷与压痕来计算维氏硬度值。实验测试是在测试釉质面、牙本质面的垂直方向上加载1.96133 N的力，压出一个正棱锥形的压痕（图1-25），再测压痕的对角线长度$d$（mm），计算压痕的表面积$F$（$mm^2$），硬度值计算公式为：

$$HV=P / F=1854.4 \cdot P / d^2（N / mm^2）\tag{1-1}$$

式中，$HV$为维氏硬度；$P$为施加载荷（N）；$F$为压痕面积（$mm^2$）；$d$为对角线长度（mm）。

可分别计算出离体牙牙釉质面及纵向截断面上牙釉质面与牙本质面上的显微硬度值（维氏硬度）。测试结果：离体牙牙釉质面上的维氏硬度值（载荷压力）为368 $N/mm^2$、330 $N/mm^2$、390 $N/mm^2$、351 $N/mm^2$，平均为359.75 $N/mm^2$；离体牙牙釉质纵向截断面维氏硬度值（载荷压力）平均为416 $N/mm^2$；离体牙牙本质纵向截断面上维氏硬度值（载荷压力）为133.6 $N/mm^2$、292.3 $N/mm^2$、126.6 $N/mm^2$、135.9 $N/mm^2$，平均为172.1 $N/mm^2$。

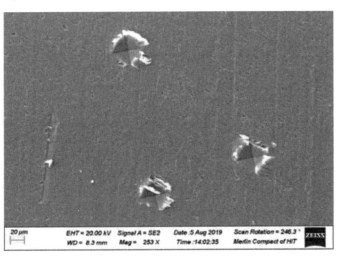

图1-25　离体牙纵向截面上维氏硬度压痕

### 参考文献

［1］梁翠云，陈诗欣，符舒婷，等. 离体牙在口腔医学实验课程中的综合应用效果评析［J］.实验室研究与探索，2018，37（07）：240-242.

［2］杨静远，王剑锋，杨征宇. 数字化离体牙模型库在牙体解剖学教学中的应用［A］. 中华口腔医学会口腔医学计算机专业委员会. 第十六次全国口腔医学数字化学术会议暨中华口腔医学会第四届口腔医学计算机专业委员会第二次全体委员会议论文汇编. 中华口腔医学会口腔医学计算机专业委员会：中华口腔医学会，2018：1.

［3］闫鑫锋，厉松. 离体牙去釉后不同处理方法对釉质面粗糙度的影响［J］. 北京口腔医学，2019，27（05）：247-250.

［4］王智，李琪，黄鹭，等. 扫描电子显微镜纳米颗粒粒径自动检测算法［J］. 计量学报，2020，41（10）：1199-1204.

［5］杨常委，郭志游，尹路，等. 两种临床常用治疗牙本质敏感牙膏用于牙本质小管封闭情况的扫描电子显微镜观察［J］. 口腔颌面修复学杂志，2020，21（05）：295-299.

［6］高学平，张爱敏，张芦元. 扫描电子显微技术与表征技术的发展与应用［J］. 科技创新导报，2019，16（19）：99-103.

［7］谷莉玲，郭永锦，程辉，等. 多次烧结对二硅酸锂陶瓷后牙贴面疲劳性能的影响［J］. 上海口腔医学，2020，29（06）：586-590.

［8］ROY D. Synergistic effect of Nb and Zr additions on the struc turepro- perty relationships of nanocrystalline Cu processed by mechanical alloying and hot pressing［J］. Journal of Alloys and Compounds，2021，854：157174.

［9］A. F. ABD EL-REHIM. Mathematical Modelling of Vickers Hardness of Sn-9Zn-Cu Solder Alloys Using an Artificial Neural Network［J］. Metals and Materials International，2021，6：1-13.

［10］HE RENGUI. Grain growth behaviour and mechanical propertyes of coarse-grained cemented carbides with bimodal grain size distributions［J］. Materials Science and Engineering A，2020，5：140586.

［11］冯朝华，楚小玉. 渗透树脂治疗正畸后牙面白垩斑的一年疗效观察［J］. 北京大学学报，2013，45（01）：40-43.

［12］唐渝. 人成釉蛋白C端肽的表达、纯化及引导牙釉质仿生矿化能力的研究［D］. 泸州：西南医科大学，2020.

［13］李江华，黄海，唐志列，等. 光学相干层析成像对牙釉质矿密度的定量测量［J］. 光学学报，2013，33（08）：190-195.

［14］赵华蕾，楚金普. 牙釉质仿生再矿化的研究进展［J］. 实用口腔医学杂志，2019，35（02）：298-302.

［15］楚金普，郭靖，孙银珑. 釉原蛋白与牙釉质生物矿化［J］. 生命科学，2013，

25（07）：716–722.

［16］胡蝶，张凌琳. 口腔来源蛋白及多肽诱导牙釉质仿生矿化的研究进展［J］. 口腔医学研究，2019，35（06）：517–520.

［17］龙宝军，陈柯，张栋杰，等. 酪蛋白磷酸肽–非结晶型磷酸钙溶液预防牙釉质脱矿的实验研究［J］. 南方医科大学学报，2014，34（03）：430–433.

［18］骆慧，贾德蛟，刘海霞，等. 酪蛋白磷酸多肽/无定形磷酸钙复合物与氟化钠预防正畸托槽周围的牙釉质脱矿［J］. 中国组织工程研究，2016，20（03）：377–381.

［19］罗新年，连文伟. 牙釉质黏结技术在瓷贴面修复中的应用［J］. 广东牙病防治，2015，23（10）：553–556.

［20］吕林虎，周会，黎佳灵，等. 磷酸浓度对氟斑牙牙釉质微拉伸黏结强度影响的研究［J］. 口腔医学研究，2017，33（01）：51–54.

［21］胡炜，傅民魁，谢以岳，等. 口腔正畸固定矫治器应用中牙釉质脱矿的临床调查［J］. 口腔正畸学，2001，（02）：51–54.

［22］张昊，马俊青，李强，等. 不同酸蚀时间处理后年轻及成年恒牙釉质表面微观形貌及性质的变化［J］. 南京医科大学学报（自然科学版），2014，34（01）：48–52.

［23］SINGH A M. Nanodentistry: recent advances and their applications in prosthodontics［D］. Journal of Indian Prosthodontic Society，2018.

［24］MANDAR SHAH，GANESH PARAMSHIVAM，ANURAG MEHTA，et al. Comparative assessment of conventional and light–curable fluoride varnish in the prevention of enamel demineralization during fixed appliance therapy: a split–mouth randomized controlled trial［J］. European Journal of Orthodontics，2018，40（2）：132–139.

［25］RAO R，JAIN A，VERMA M，et al. Comparative evaluation of reminera– lizing potential of Fluoride using three different remineralizing protocols: An in vitro study［J］. Journal of Conservative Dentistry，2017，20（6）：463–466.

［26］SAMUEL V，RAMAKRISHNAN M，HALAWANY H S，et al. Comparative evaluation of the efficacy of tricalcium phosphate，calcium sodium phosphosilicate，and casein phosphopeptide amorphous calcium phosphate in reducing streptococcus mutans levels in saliva［J］. Nigerian Journal of Clinical Practice，2017，20（11）：1404–1410.

［27］WAFA GARGOURI，TAREK ZMANTAR，RYM KAMMOUN，et al. Coupling xylitol with remineralizing agents improves tooth protection against demineralization but reduces antibiofilm effect［J］. Microbial Pathogenesis，2018，123：177–182.

［28］SINFITELI P P, COUTINHO T C L, OLIVEIRA P R A, et al. Effect of fluoride dentifrice and casein phosphope-ptideamorphous calcium phosphate cream with and without fluoride in preventing enamel demineralization in a pH cyclic study［J］. Journal of Applied Oral Science, 2017, 25（6）: 604-611.

［29］PADMINEE K, POORNI S, DIANA D. Effectiveness of casein phosphope-ptideamorphous calcium phosphate and xylitol chewing gums on salivary pH, buffer capacity, and Streptococcus mutans levels: An interventional study［J］. Indian journal of dental research: official publication of Indian Society for Dental Research, 2018, 29（5）: 616-621.

［30］PITHON M M, BAIÃO F S, SANT'ANNA L I D, et al. Effectiveness of casein phosphopeptide-amorphous calcium phosphate-containing products in the preventionand treatment of white spot lesions in orthodontic patients: A systematic review［J］. Journal of investigative and clinical dentistry, 2019, 10（2）: e12391-e12392.

［31］BERKATHULLAH M, FAROOK M S, MAHMOUD O. The Effectiveness of Remineralizing Agents on Dentinal Permeability［J］. BioMed research international, 2018: 4072815-4072816.

［32］SUSAN LIAO, BOJUN LI, ZUWEI MA, et al. Biomimetic electrospun nanofibers for tissue regeneration［J］. Biomedical Materials, 2006, 1（3）: R45-R53.

［33］KUNDU B, LEMOS A, SOUNDRAPANDIAN C, et al. Development of porous HAp and β-TCP scaffolds by starch consolidation with foaming method and drug-chitosan bilayered scaffold based drug delivery system［J］. J Mater Sci Mater Med, 2010, 21（11）: 2955-2969.

［34］KIM H W, KIM H E, SALIH V. Stimulation of osteoblast responses to biomimetic nanocomposites of gelatin-hydroxyapatite for tissue engineering scaffolds［J］. Biomaterials, 2005, 26（25）: 5221-5230.

［35］ZHANG L, WEBSTER T J. Nanotechnology and nanomaterials: Promises for improved tissue regeneration［J］. Nano Today, 2009, 4（1）: 66-80.

［36］KIM H M, KIM Y, PARK S J, et al. Thin film of low-crystalline calcium phosphate apatite formed at low temperature［J］. Biomaterials, 2000, 21（11）: 1129-1134.

［37］CUNNIFFE G M, O'BRIEN F J, PARTAP S, et al. The synthesis and characterization of nanophase hydroxyapatite using a novel dispersant-aided precipitation method［J］. Journal of Biomedical Materials Research Part A, 2010, 95A（4）: 1142-1149.

［38］SHI Z, HUANG X, CAI Y, et al. Size effect of hydroxyapatite nanoparticles on proliferation and apoptosis of osteoblast-like cells［J］. Acta Biomaterialia, 2009, 5（1）: 338-345.

［39］ROY M E，NISHIMOTO S K. Matrix Gla protein binding to hydroxyapatite is dependent on the ionic environment：calcium enhances binding affinity but phosphate and magnesium decrease affinity［J］. Bone（New York），2002，31（2）：300–302.

［40］DOROZHKIN S V，EPPLE M，MATTHIAS EPPLE. Biological and Medical Signi– ficance of Calcium Phosphates［J］. Angewandte Chemie International Edition，2002，41（17）：3130–3146

［41］MATSUMOTO T，OKAZAKI M，INOUE M，et al. Hydroxyapatite particles as a controlled release carrier of protein［J］. Biomaterials，2004，25（17）：3807–3812.

［42］CHEN F，LAM W M，LIN C J，et al. Biocom– patibility of electrophoretical deposition of nanostructured hydroxyapatite coating on roughen titanium surface：In vitro evaluation using mesenchymal stem cells［J］. Journal of Biomedical Materials Research Part B：Applied Biomaterials，2007，82B（1）：183–191.

［43］HUANG J，LIN Y W，FU X W，et al. Development of nano–sized hydroxyapatite rein– forced composites for tissue engineering scaffolds［J］. Journal of Materials Science：Materials in Medicine，2007，18（11）：2151–2157.

［44］LEWANDROWSKI K U，BONDRE S P，WISE D L，et al. Enhanced bioactivity of a poly（propylene fumarate）bone graft substitute by augmentation with nano– hydroyapatite［J］. Bio–medical materials and engineering，2003，13（2）：115–124.

［45］LEE H J，CHOI H W，KIM K J，et al. Modification of Hydroxyapatite Nanosurfaces for Enhanced Colloidal Stability and Improved Interfacial Adhesion in Nanocomposites［J］. Chemistry of Materials，2006，18（21）：5111–5118.

［46］LIU H，WEBSTER T J. Nanomedicine for implants：A review of studies and necessary experimental tools［J］. Biomaterials，2007，28（2）：354–369.

［47］LI P. Biomimetic nano–apatite coating capable of promoting bone ingrowth［J］. Journal of Biomedical Materials Research Part A，2003.

［48］BISHOP A，BALA' ZSI C，YANG J H C，Gouma P–I.Biopolymer–hydroxyapatite composite coatings prepared by electrospinning［J］. Polymers for Advanced Technologies，2006，17（11）：902–906.

［49］YANG F，BOTH S K，YANG X C，et al. Development of an electrospun nano–apatite/PCL composite membrane for GTR/GBR application［J］. Acta biomaterialia，2009，5（9）：3295–3304.

［50］YANG X C，YANG F，WALBOOMERS X F，et al. The performance of dental pulp stem cells on nanofibrous PCL/gelatin/nHA scaffolds［J］. Journal of Biomedical Materials Research Part A，

2010, 93A（1）: 247-257.

［51］JI W, YANG F, SEYEDNEJAD H, et al. Biocompatibility and degradation characteristics of PLGA-based electrospun nanofibrous scaffolds with nanoapatite incorporation［J］. Biomaterials, 2012, 33（28）: 6604-6614.

［52］LINHART W, PETERS F, LEHMANN W, et al. Biologically and chemically optimized composites of carbonated apatite and polyglycolide as bone substitution materials［J］. Journal of Biomedical Materials Research, 2001, 54（2）: 162-171.

［53］TANG X J, GUI L, Lü Xiao-Ying. Hard tissue compatibility of natural hydroxya -patite/ chitosan composite［J］. Biomedical Materials, 2008, 3（4）: 044115.

［54］CHENG L, YE F, YANG R, et al. Osteoinduction of hydroxyapatite/ β -tricalcium phosphate bioceramics in mice with a fractured fibula［J］. Acta Biomaterialia, 2010, 6（4）: 1569-1574.

［55］WEBSTE T J, ERGUN C, DOREMUS R H, et al. Hydroxylapatite with substituted magnesium, zinc, cadmium, and yttrium. I. Structure and microstructure［J］. Journal of biomedical materials research, 2002, 59（2）: 305-311.

［56］WEI M, RUYS A J, MILTHORPE B K, et al. Electrophoretic Deposition of Hydroxyapatite Coatings on Metal Substrates: A Nano- particulate Dual-Coating Approach［J］. Journal of Sol-Gel Science and Technology, 2001, 21（1）: 39-48.

［57］CUI W, LI X, XIE C, et al. Hydroxyapatite nucleation and growth mechanism on electrospun fibers functionalized with different chemical groups and their combinations［J］. Biomaterials, 2010, 31（17）: 4620-4629.

［58］SHI Z L, HUANG X, LIU B, et al. Biological response of osteosarcoma cells to size-controlled nanostructured hydroxyapatite［J］. Journal of Biomaterials Applications, 2010, 25（1）: 19-37.

［59］YUASA T, MIYAMOTO Y, ISHIKAWA K, et al. Effects of apatite cements on proliferation and differentiation of human osteoblasts in vitro［J］. Biomaterials, 2004, 25（7）: 1159-1166.

［60］CERRONI L, FILOCAMO R, FABBRI M, et al. Growth of osteoblast-like cells on porous hydroxyapatite ceramics: an in vitro study［J］. Biomolecular Engineering, 2002, 19（2）: 119-124.

［61］DUBEY A K, KAKIMOTO K. Impedance spectroscopy and mechanical response of porous nanophase hydroxyapatite-barium titanate composite［J］. Materials science & engineering, 2016, 63（2）: 211-221.

［62］BROWNING W D, CHO S D, DESCHEPPER E J. Effect of a Nano-Hydroxyapatite Paste on

Bleaching-Related Tooth Sensitivity [J]. Journal of Esthetic & Restorative Dentistry, 2012, 24 (4):
277-278.

[63] OMOKANWAYE T, WILSON O C, JR GUGSSA A, et al. Biominera-lization of nanoscale single crystal hydroxyapatite [J]. Materials science & engineering, 2015, 56 (11): 84-87.

[64] THAKKAR P J, BADAKAR C M, HUGAR S M, et al. Shah P. An in vitro comparison of casein phosphopeptide-amorphous calcium phosphate paste, casein phosphopeptide-amorphous calcium phosphate paste with fluoride and casein phosphopeptide-amorphous calcium phosphate varnish on the inhibition of demineralization and promotion of remineralization of enamel [J]. Journal of the IndianSociety of Pedodontics & Preventive Dentistry, 2017, 35 (4): 312-318.

[65] JORDãO M C, ALENCAR C R B, MESQUITA I M, et al. In situ Effect of Chewing Gum with and without CPP-ACP on Enamel Surface Hardness Subsequent to ex vivo Acid Challenge [J]. Caries Research, 2016, 50 (3): 325-330.

[66] GODOI F A, CARLOS N R, BRIDI E C, et al. Remineralizing effect of commercial fluoride varnishes on artificial enamel lesions [J]. Brazilian oral research, 2019, 33: e044-e045.

[67] GUPTA N, MOHAN M C, NAGPAL R, et al. A Review of Casein Phosphopeptide-Amorphous Calcium Phosphate (CPP-ACP) and Enamel Remineralization [J]. Compendium of continuing education in dentistry, 2016, 37 (1): 36-40.

[68] YAMADA M, UENO T, TSUKIMURA N, et al. Bone integration capability of nanopolymorphic crystalline hydroxyapatite coated on titanium implants [J]. International Journal of Nanomedicine, 2012 (7): 859-863.

[69] UY E, EKAMBARAM M, LEE G H M, et al. Remineralization Potential of Calciumand Phosphate-based Agents and Their Effects on Bonding of Orthodontic Brackets [J]. The journal of adhesive dentistry, 2019, 21 (3): 219-228.

[70] ZAKARIA S M, SHARIF ZEIN S H, OTHMAN M R, et al. Nanophase Hydroxyapatite as a Biomaterial in Advanced Hard Tissue Engineering: A Review [J]. Tissue Engineering Part B: Reviews, 2013, 19 (5): 431-441.

[71] 胡蓓蓓, 白海, 贾婉萍, 等. 纳米羟基磷灰石对邻面去釉后再矿化的效果 [J]. 口腔疾病防治, 2019, 27 (4): 231-235.

[72] MASAHIRO N, MASAHIRO Y, MASATO W. Activation of Osteoblas-tic Function on titanium surface with titanium-doped hydroxyapa-tite nanoparticle coating: an in vitro study [J]. Int J Oral Maxillofac Implants, 2017, 32 (4): 779-791.

［73］HAGHGOO R，REZVANI M B，SALEHI ZEINABADI M. Comparison of nano-hydroxyapatite and sodium fluoride mouthrinse for remineralization of incipientcarious lesions［J］. Journal of Dentistry，2014，11（4）：406-410.

［74］VYAVHARE S，SHARMA D S，KULKARNI V K. Effect of three different pastes on remineralization of initial enamel lesion：an in vitro study［J］. The Journal of clinical pediatric dentistry，2015，39（2）：149-160.

［75］HUANG S，GAO S，CHENG L，et al. Remineralization poten tial of na nohydro- xyapatite on initial enamel lesions：an in vitro study［J］. Caries Res，2011，45（5）：460-468.

［76］VANO M，DERCHI G，BARONE A，et al. Reducing dentine hypersensitivity with nano-hydroxyapatite toothpaste：a doubleblind rando- mized controlled trial［J］. Clinical Oral Investigations，2018，22（1）：313-320.

［77］ZHANG M，HE L B，EXTERKATE R A，et al. Biofilm Layers Affect the Treatment Outcomes of NaF and Nanohydroxyapatite［J］. Journal of Dental Research，2015，94（4）：602-607.

# 第二章
# 牙弓丝托槽及带环的结构特征

正畸治疗过程中的牙齿移动主要是通过给牙齿施以适当的力，引发牙周组织的改建。固定矫治技术，如标准方丝弓矫治技术、Begg细丝弓矫治技术、Roth直丝弓矫治技术等的正畸牙移动，均包含了弓丝与托槽之间的相对移动，磨牙带环则起到支抗作用，可有效地控制这种相对移动，可以加速牙周组织的改建，促进牙齿的移动，而不同材质、不同规格、不同形状的弓丝与不同材质、不同结构、不同底板形状的托槽之间会产生不同的作用、效果。为提高矫治效率，实现更有效的牙齿移动，国内外学者对正畸弓丝托槽与带环的结构特征均进行了大量的基础研究。为实现更加稳定的生物组织改建效果和理想的矫治效果，一是要保证作为固定矫治器的受力体——托槽带环可获得与牙釉质面的最佳黏结强度；二是要更好地控制弓丝与托槽间相对运动产生的摩擦力（包括增大和减小摩擦力）。这些都是临床医生应思考的重要问题。

## 第一节　正畸弓丝种类与结构特征及测试技术

正畸矫治弓丝的物理、化学及生物学性能，在很大程度上影响生物安全性和治疗有效性。在将弓丝应用到临床之前，对上述性能进行常规测试，如力学性能测试、微观测试、断口形貌观察、能谱与金相基体组织检测等，能更好地了解弓丝性能，为临床治疗提供参考。

### 一、正畸弓丝种类与结构特征

#### 1. 弓丝按材料分类

口腔正畸用弓丝材料有多种，包括不锈钢（SS）、钴铬合金（Co-Cr）、镍钛合金（Ni-Ti）、β钛（TMA）等。

## 2. 弓丝按截面形状分类

口腔正畸弓丝按截面形状分类，常见的有圆形和方形弓丝（图2-1和图2-2）。

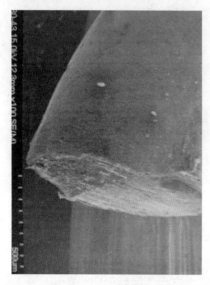

图2-1　不锈钢圆形弓丝截面

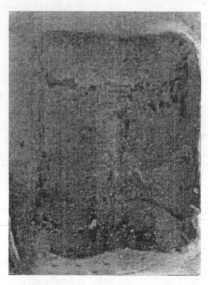

图2-2　不锈钢方形弓丝截面

## 3. 弓丝表面形态特征

### 1）不锈钢弓丝表面微裂纹特征

通过弓丝表面SEM观察，可看到呈凸凹不平的表面裂纹、微裂纹缺陷，以及三角口形状的表面裂纹（图2-3）。

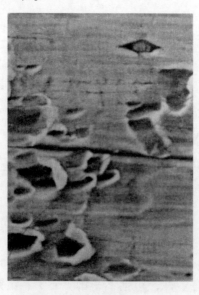

图2-3　弓丝表面三角口裂纹

　　表面裂纹是在生产口腔正畸弓丝拉拔线材时，由于不均匀变形造成的。从定径区中的被拉不锈钢丝所受的沿轴向上的基本应力分布分析，周边层所受的实际工作应力比中心层要大得多。当这种应力超过丝材的抗拉强度时，就会发生表面裂纹（图2-4）。

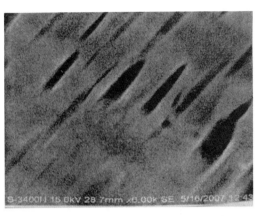

图2-4　拉拔方向与裂纹

　　图2-4为拉拔方向与裂纹，当模角与摩擦系数增大时，内外层间的应力值也随之增大，更易形成弓丝表面的微裂纹。

　　2）弓丝表面异向性规律特点

　　不锈钢弓丝的加工工艺为冷拔工艺，拉拔加工是一种塑性加工方法。从轴线方向牵引棒材，使其塑性变形，再通过锥形凹膜的膜孔，使断面积减小、长度增加而成型为断面形状与凹模孔形相同的线材。根据拉丝加工过程，从拉丝走向方向，进行SEM形貌观察，可见所形成的微裂纹也有方向性，即微裂纹处一侧与拉拔方向一致的微裂纹表面偏低，而逆拉拔方向另一侧微裂纹表面偏高的特征，故沿不锈钢弓丝拉拔逆或顺方向的阻力是有差异的，逆方向与托槽的摩擦阻力大，顺方向的阻力要小。弓丝加工一般采用拉拔制作工艺，这会使弓丝表面形成有规律的裂纹（图2-3），表面状态呈异向性。

## 二、正畸弓丝微观测试与检测技术

### 1. 弓丝力学性能测试

1）弓丝拉伸试样制备

弓丝力学性能测试主要是弹性形变与塑性形变测试，包括拉伸应力-应变关系、弹性模量、弹性、断面收缩率、伸长率、硬度、表面粗糙度、金相基体组织等。

试样制备：将3根0.019 in×0.025 in的不锈钢弓丝各截取12 cm，两端弯成"S"形作为弓丝材料性能测试拉伸试验样本。

测试仪选用1NSTAON–5502电子万能拉力测试机（图2–5）。

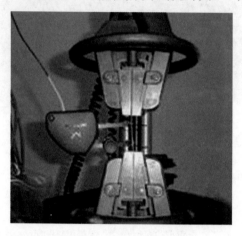

图2–5　万能拉力测试机

2）正畸弓丝微观测试

拉伸测试过程：用万能拉伸机上、下微型夹头分别夹紧样本两端（"S"形处），并沿中心线拉直，启动电机，匀速（2 mm/min）向上拉动，并自动记录载荷-位移曲线（图2–6），直至拉断，根据弓丝截面积自动计算抗拉伸强度值，完成测试。不锈钢弓丝（SS）和弓丝拉伸曲线的测试结果见表2–1。

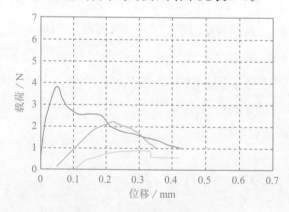

图2–6　不锈钢弓丝拉伸曲线

表2-1 不锈钢弓丝拉伸测试结果

| | 最大负荷 / kN | 屈服负荷 / kN | 最大应力 / MPa | 屈服应力 / MPa | 断裂伸长率 / % | 模数 / MPa |
|---|---|---|---|---|---|---|
| 0.019 in × 0.025 in（SS） | 0.5778 | 0.5218 | 1886 | 1703 | 1.688 | 165367 |

一般碳素钢钢丝被匀速拉伸过程中，载荷与形变理论变化规律如图2-7所示，其中纵坐标表示应力$\sigma$，单位为牛顿/米$^2$（N/m$^2$），横坐标表示应变$\varepsilon$，单位为百分比（%）。当负荷较小时，钢丝伸长与负荷成正比，呈直线关系，最大负荷$\sigma_p$为比例极限负荷，钢丝开始变形，去负荷后钢丝即恢复原状时为弹性变形；当其大于$\sigma_e$再去除载荷时，钢丝会存在残余变形称塑性变形，$\sigma_e$为弹性极限负荷；而负荷为常量时，钢丝试样仍继续伸长为屈服，屈服点的负荷为$\sigma_s$；若负荷继续增加至最大值$\sigma_b$，钢丝某一截面积缩小，此时拉伸最大负荷$\sigma_b$为强度极限负荷；当负荷达到$\sigma_k$时钢丝试样断裂，称$\sigma_k$为断裂负荷。由表2-1可知，不锈钢方丝（0.019 in × 0.025 in）的抗拉伸强度为1886 MPa，弹性模量为165367 MPa。

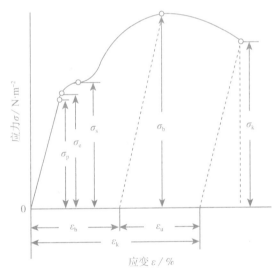

$\sigma_p$—比例极限负荷；$\sigma_e$—弹性极限负荷；$\sigma_s$—屈服点负荷；$\sigma_b$—强度极限负荷；$\sigma_k$—断裂负荷

图2-7 碳素钢丝拉伸（理论）曲线

### 2.扫描电子显微镜观察弓丝断口形貌

#### 1）不锈钢圆形弓丝断口形貌观察

将拉断的弓丝沿断口10 mm处截断，用导电胶固定在测试台上，断口面朝上进行扫描电子显微镜观察，不锈钢圆弓丝断口形貌如图2-8所示。

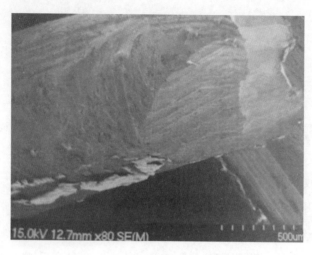

图2-8　不锈钢圆弓丝断口形貌

2）不锈钢方形弓丝断口形貌观察

将拉断的弓丝沿断口10 mm处截断，用导电胶将其固定在测试台上，断口面朝上进行扫描电子显微镜观察。不锈钢方形弓丝断口形貌如图2-9所示。

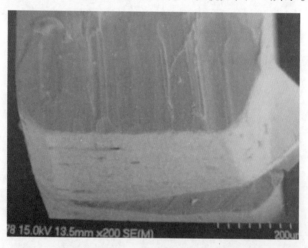

图2-9　不锈钢方形弓丝断口形貌

3. 观察弓丝金相基体组织

1）金相组织样本制作

样本制作：将两种弓丝各截取两段（＜10 mm），取两端平行的金属套环（内径为$\phi$12 mm，长度为10 mm），将一段弓丝立放在套环中，另一段平放在套环中，再将自凝树脂灌入金属环中，固化24 h后用砂纸沿同一方向打磨，经1000目砂纸打磨后进行抛光（加$Al_2O_3$研磨剂），洗净吹干后将样本置入腐蚀液（配比为

36%~38%HCl、65%~68% HNO₃，按3：1配置）中腐蚀1 min，取出后用蒸馏水洗净，最后用酒精棉球擦干。

2）观察金相组织

观察仪器：500×光学显微镜。

观察结果：

（1）不锈钢圆丝为单相奥氏体，组织比较致密（图2-10）。

（2）不锈钢方丝为奥氏体+珠光体组织（图2-11）。

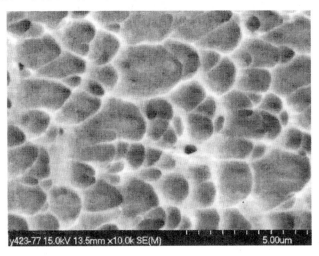

图2-10 不锈钢圆丝单相奥氏体组织

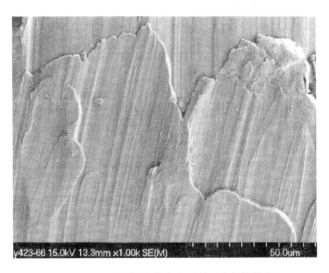

图2-11 不锈钢方丝为奥氏体+珠光体组织

3）能谱测试分析

对不锈钢圆丝、方丝样品，利用扫描电子显微镜观察表面形貌及做能谱分析。

（1）不锈钢圆丝能谱元素分布如图2-12所示，为1Cr18Ni9不锈钢。

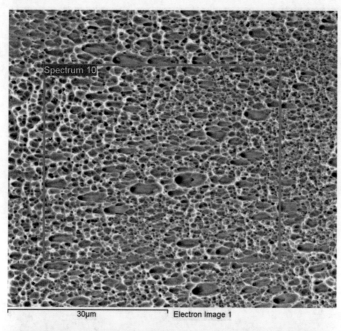

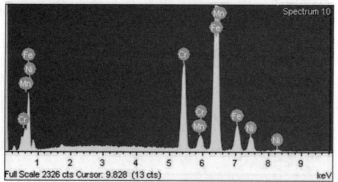

| 元素 | Wt % | At % |
|------|------|------|
| Cr | 19.29 | 20.50 |
| Mn | 1.64 | 1.65 |
| Fe | 70.57 | 69.84 |
| Ni | 8.50 | 8.00 |
| 总含量 | 100.00 | 100.00 |

图2-12　不锈钢圆丝能谱元素分布

（2）不锈钢方丝能谱元素分布如图2-13所示。

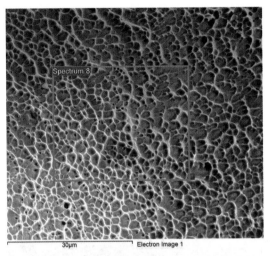

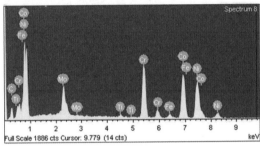

| 元素 | Wt % | At % |
|---|---|---|
| C | 14.43 | 45.68 |
| Ti | 0.51 | 0.40 |
| Cr | 17.78 | 13.00 |
| Fe | 1.58 | 1.07 |
| Co | 28.03 | 18.08 |
| Ni | 27.23 | 17.63 |
| Mo | 10.44 | 4.14 |
| 总含量 | 100.00 | 100.00 |

图2-13 不锈钢方丝能谱元素分布

### 4. 弓丝表面粗糙度测试

不同截面弓丝表面粗糙度测试结果见表2-2和图2-14。不锈钢方丝的平均粗糙度 $Ra$ 值为8.61 μm。

表2-2　弓丝表面粗糙度测试结果

| 弓　　丝 | Ra | Rz | Ry（ISO） | S |
|---|---|---|---|---|
| 不锈钢圆丝0.8 mm | 0.061 | 0.059 | 0.079 | 0.0923 |
| 不锈钢方丝 | 0.045 | 0.133 | 0.299 | 0.0470 |
| 不锈钢矩形弓丝 | 0.087 | 0.086 | 0.293 | 0.1411 |
| 平均 | 0.064 | 0.093 | 0.224 | 0.0935 |

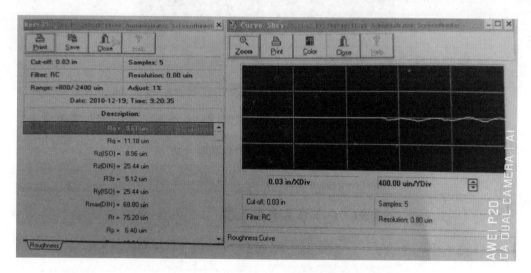

图2-14　不锈钢方丝表面粗糙度测试

## 三、正畸用形状记忆合金Ni-Ti弓丝

### 1. Ni-Ti形状记忆合金基本概念

形状记忆合金是通过弹性马氏体相变及其反转而具有形状记忆效应的，由两种以上金属元素所构成。马氏体相变是一种无扩散型相变或者位移型相变，其替换原子经无扩散位移（原子沿相界面做协作运动），使其形状改变的相变，由此产生形状改变和表面突出。相变应变中，母相（高温相）和马氏体之间的相界面，既不应变也不转动。弹性马氏体相变的增长是靠旧马氏体的长大，马氏体的大小与温度成正比，其长大速度较慢。马氏体相变具有可逆性：即把马氏体（低温相）以足够快的速度加热，可以不经分解直接转变为母相（高温相），如图2-15所示。

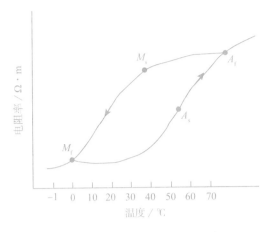

图2-15　Ni-Ti圆丝形变温度与电阻率关系

图2-15中，$M_s$为由母相开始转变为马氏体的温度；$M_f$为马氏体相变完成（几乎达到100%马氏体）的温度；$A_s$为马氏体经加热开始逆相变为母相的温度；$A_f$为逆相变完成（几乎形成100%母相）的温度。

热弹性马氏体，将其冷却到$M_s$点以下，则马氏体晶核随温度下降逐渐长大（下降长大）；而温度回升时，马氏体又反过来随温度上升而缩小（上升缩小）。

当马氏体在$M_s$点以上某一温度，对合金材料施加外力时，也可以引起马氏体相变，所形成的马氏体为应力诱发马氏体，即应力增加时马氏体长大，应力减小时马氏体缩小，应力消除后马氏体消失，称为应力弹性马氏体。形成应力弹性马氏体时会使合金产生附加应变，其附加应变随应力的消失而消失。

2. 热弹性马氏体相变形状记忆机制

当一定形状的母相样品由$A_f$点以上冷却至$M_f$点以下形成马氏体后，马氏体将在$M_f$点以下变形，再经加热至$A_f$点以上，则伴随逆相变合金材料会自动恢复其在母相时的形状（逆相变恢复母相时形状），镍钛合金可恢复应变7%。

当马氏体在$M_f$点以下变形后，经逆相变（加热至$A_f$点以上），能恢复母相形状的称单程形状记忆效应。合金材料经"训练"后，不但对母相形状具有记忆（加热回到母相逆相变），再冷却时能恢复马氏体变形（$M_f$点以下的变形）后的形状为双程形状记忆效应（TWSME）。

镍钛合金丝在冷却循环过程中形状记忆效应的实例如下。取$\phi$0.024 in长62 mm的Ni-Ti圆丝，为母相［图2-16（a）］。在$M_f$以下，在$\phi$20 mm圆筒中对其做定型约束处理，使其变形为$\phi$20 mm的环形［图2-16（b）］，然后进行加热定型处理，使其在

$\phi$ 20 mm管中固定形状对其加热500 ℃保温1 h后取出，置入90 ℃水中后再取出冷却至室温$A'_{\mathrm{f}}$，此时呈向下开口弯曲环样［图2-16（c）］，环样径尺寸大于$\phi$ 20 mm；再将环样继续空冷，小于$M'_{\mathrm{f}}$，形状变为弧状［图2-16（d）］，继续向下弯曲开大口，再进一步冷却使温度小于$M_{\mathrm{f}}$至0 ℃，则镍钛丝变直（为母相形状）［图2-16（e）］；继续再冷却，温度低于$M_{\mathrm{f}}$小于0 ℃时，则镍钛丝的形状变成向上开口弯曲环状［图2-16（f）］，刚好与图2-16（c）的形状相反。如再升温，使温度大于$A_{\mathrm{f}}$，镍钛丝又可恢复开口向下弯曲的形状。当再冷却至$M_{\mathrm{f}}$以下时，环样再次回到向上开口弯曲的形状。由实验可知，对镍钛丝进行冷却加热，其形状变化是可逆的，这种在冷却循环过程中形状恢复到与母相完全相反形状的现象称为全方位形状记忆效应。

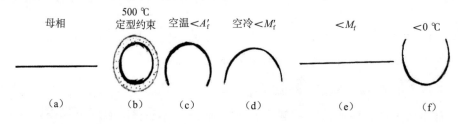

图2-16　Ni-Ti丝形状记忆效应

形状记忆效应用形状恢复率表示为：

$$Y=（L_1-L_2）/（L_1-L_0）\times 100\% \tag{2-1}$$

式中，$L_0$为母相态时的原始形状（长度）；$L_1$为马氏体态时经形变拉长后的长度；$L_2$为经高温逆相变后的长度。

### 3.口腔正畸Ni-Ti弓丝应用与实验

自1988年Ni-Ti弓丝就已广泛应用于正畸临床治疗。在正畸治疗中，常用的形状记忆合金材料有Ni-Ti圆弓丝、Ni-Ti方弓丝、RTF弓丝，以及Ni-Ti拉簧、Ni-Ti推簧等。Ni-Ti弓丝具有良好的超弹性、可塑性、恢复剩余变形小、刚度低、回弹性好的特性，故可产生均匀、柔和、持久的力，在正畸治疗过程中可对牙齿产生渐进式的作用力。

当正畸用Ni-Ti弓丝经过500 ℃定型处理后，在36 ℃即可恢复到原来形状（惰性状态），此时形状记忆合金Ni-Ti弓丝从马氏体Ni-Ti结构转变为奥氏体Ni-Ti结构。

Ni-Ti形状记忆合金弓丝的膨胀或收缩的动态过程所产生的应力（矢量）与变形量（位移量）的变化规律（函数曲线）、性能差异具有统计学意义。

1）Ni-Ti形状记忆合金弓丝性能测试

（1）Ni-Ti弓丝拉伸样本制作。样本：长度60 mm、$\phi$0.024 in的Ni-Ti圆弓丝，两端弯成"S"形，共5个。

（2）拉伸测试过程。用电子万能拉伸机上、下微型夹头分别夹紧样本1、2两端（"S"形处），沿垂直中心线拉直后，启动电机，匀速（20 mm/min）向上拉动，并自动记录载荷–位移曲线（图2-17），直至样本拉断。根据Ni-Ti弓丝截面积自动计算出Ni-Ti弓丝拉伸强度值，完成测试。测试结果见表2-3。

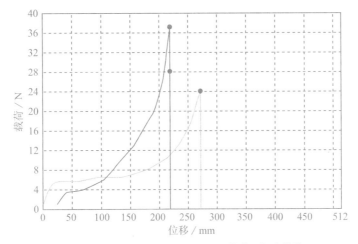

图2-17　$\phi$0.024 in Ni-Ti圆弓丝载荷–位移曲线

表2-3　$\phi$0.024 in Ni-Ti圆弓丝拉伸强度值（20 mm/min）

|  | 最大载荷 / N | 最大值应力 /（N/mm²） | 最大值行程 / mm | 断裂点载荷灵敏度 / 10N | 断裂点应力灵敏度 / 10N | 断裂点行程 |
|---|---|---|---|---|---|---|
| 1–1 | 24.2 | 2142.6 | 270.4 | — | — | — |
| 1–2 | 37.3 | 3295.3 | 194.4 | 28.3 | 2499.6 | 194.4 |

2）扫描电子显微镜观察Ni-Ti形状记忆合金圆弓丝断口形貌

$\phi$0.024 in形状记忆合金圆弓丝断口形貌，是将力学性能测试拉断的$\phi$0.024 in Ni-Ti圆弓丝，截取断口一侧长20 mm，将圆丝断口面朝上（垂直），再用导电胶将其黏结在测试金属托盘上，置入观测室内抽真空，经扫描电子显微镜（倍数为"200×"）观察断口形貌（图2-18），可见断口形貌为韧窝状结构。

3）能谱测试Ni-Ti弓丝成分

$\phi$0.024 in Ni-Ti圆弓丝能谱分布，由Ni-Ti圆丝断口形貌观察，选取EDS能谱测试面上元素百分含量面分布，测得平均元素At%含量：Ni含量为49.66%，Ti含量为50.34%（图2-19）。

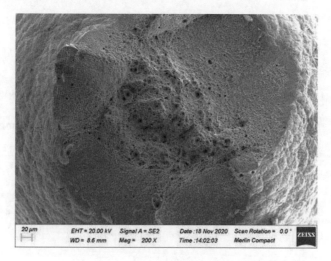

图2-18  φ 0.024 in Ni-Ti圆弓丝断口形貌

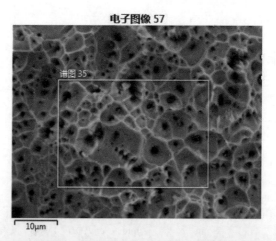

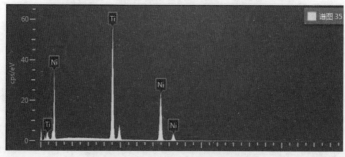

| 元素 | 线类型 | Wt / % | At / % |
|------|--------|--------|--------|
| Ti | K线系 | 45.27 | 50.34 |
| Ni | K线系 | 54.73 | 49.66 |
| 总量 | | 100.00 | 100.00 |

图2-19  φ 0.024 in Ni-Ti圆弓丝能谱分布

## 第二节　托槽结构特征与微观结构测试技术

在正畸治疗过程中，正确的托槽定位、良好的托槽黏结强度与合理的弓丝引导性作用，可以有效地控制牙齿移动并获得理想的组织改建。

临床常见的托槽包括：不锈钢金属托槽、纯钛托槽、陶瓷托槽、单晶体蓝宝石托槽、舌侧托槽、自锁托槽等。自锁托槽矫治器等，矫治弓丝是由弹簧片或簧固定，不需结扎，减少弓丝与托槽间摩擦力，形成低摩擦力、柔和力矫治系统，包括主动自锁托槽（Speed、Time 3、In-Ovation、Quick等）及被动自锁托槽（Damon、Smart、Clip等）。不同托槽槽沟的结构特征及表面粗糙度会对矫治效果产生不同的影响。所以学者们对托槽的材质、结构特征，尤其是托槽的槽沟做了大量的实验测试研究。

### 一、常见托槽的结构特征

#### 1. XH-1型自锁托槽（ZL200410043764.5）

1）XH-1型自锁托槽的组成

XH-1型自锁托槽（图2-20）主体由自锁托槽托板、卡环凸条、翼钩、自锁托槽转轴、自锁托槽卡环、自锁盖、槽座凹槽及托槽槽座组成。槽沟尺寸为0.022 in×0.028 in。

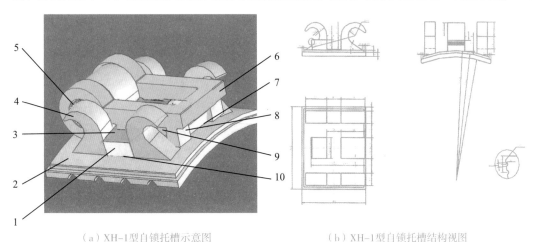

（a）XH-1型自锁托槽示意图　　　　（b）XH-1型自锁托槽结构视图

1—弓丝；2—托板；3—凸条；4—翼钩；5—转轴；6—卡环；7—自锁盖；8—凸条；9—凹槽；10—槽座

图2-20　XH-1型自锁托槽

**2）XH-1型自锁托槽与弓丝自锁操作过程**

先将自锁托槽卡环与托槽转轴组合并黏结在翼钩中定位，在托槽槽座中嵌入方丝弓，沿转轴向下旋转180°，托槽卡环上的凸条与托槽槽座上的凹槽吻合卡住，而托槽卡环上的弧形凸起对方丝弓施压就完成方丝弓自锁。更换弓丝时用工具打开托槽卡环即可，如图2-21所示。

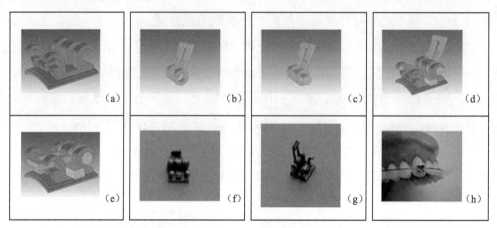

图2-21　XH-1型自锁托槽图示操作程序

**2. Clarity SL陶瓷自锁托槽**

**1）Clarity SL陶瓷自锁托槽的组成**

Clarity SL陶瓷自锁托槽的组成如图2-22所示，包括由陶瓷制作的托槽底部，用金属制作的槽沟并嵌钳在托槽基部和用激光切割并压在托槽近、远中的镍钛夹。其中槽沟尺寸为0.022 in × 0.028 in。

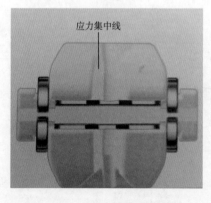
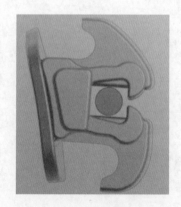

（a）主视图　　　　　　　　　　　（b）侧视图

图2-22　陶瓷自锁托槽

2）Clarity SL陶瓷自锁托槽与弓丝自锁

排齐上、下颌牙列依次换用$\phi$0.012 in、$\phi$0.014 in含铜Ni-Ti圆丝；0.014 in×0.025 in 及0.018 in×0.025 in含铜Ni-Ti方丝；错位牙使用$\phi$0.016 in Ni-Ti圆丝；整平用0.016 in× 0.025 in Ni-Ti方丝；或双丝入槽，$\phi$0.014 in Ni-Ti圆丝在下，$\phi$0.016 in Ni-Ti圆丝在 上；结束用0.019 in×0.025 in Ni-Ti方丝，精确调整，最终戴保持器。

### 3. TP直丝弓托槽（US）

TP直丝弓托槽（US）如图2-23所示。

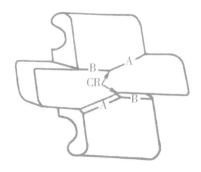

图2-23　TP直丝弓托槽（US）

### 4. 金属2E1托槽

金属2E1托槽如图2-24所示。

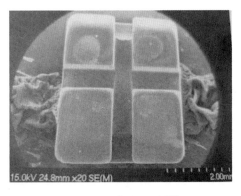

图2-24　金属2E1托槽

### 5. 方丝弓托槽

方丝弓托槽如图2-25所示。

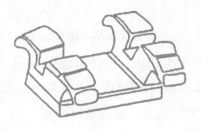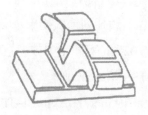

（a）双翼托槽 （b）单翼托槽

图2-25 方丝弓托槽

## 6. 金属自锁托槽

金属自锁托槽如图2-26所示。

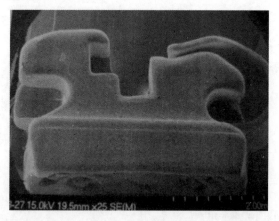

图2-26 金属自锁托槽

## 7. 陶瓷自锁托槽（Hubit-c）

陶瓷自锁托槽（Hubit-c）如图2-27所示。

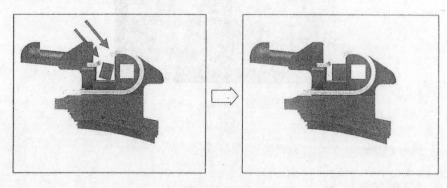

图2-27 陶瓷自锁托槽（Hubit-c）

## 二、正畸托槽微观测试与检测技术

### 1. 几种类型的托槽

选取临床几种类型的托槽，槽沟均为0.022 in × 0.028 in，进行测试与检测，其粗糙度测试结果见表2-4。

表2-4　托槽结构尺寸与粗糙度

| 托　　槽 | 槽沟尺寸 / in × in | 表面粗糙度 / μm | | | |
|---|---|---|---|---|---|
| | | $Ra$ | $Rz$ | $Ry$（ISO） | $S$ |
| 金属自锁托槽 | 0.022 × 0.028 | 0.305 | 0.295 | 0.395 | 0.4615 |
| 陶瓷自锁托槽（Tomy托槽） | 0.022 × 0.028 | 0.435 | 0.430 | 1.465 | 0.7055 |
| 陶瓷自锁托槽（Hubit托槽） | 0.022 × 0.028 | | | | |
| 单晶蓝宝石托槽（Hubit托槽） | 0.022 × 0.028 | 0.260 | 0.465 | 1.120 | 0.4675 |
| XH-1型自锁托槽 | 0.022 × 0.028 | 0.225 | 0.665 | 1.495 | 0.2350 |

XH-1型自锁托槽表面粗糙度测试$Ra$值是用TR240型表面粗糙度测试仪测试的，表面粗糙度$Ra$值如图2-28所示。

对XH-1型自锁托槽槽沟表面粗糙度进行测量程序如下。

（1）测试样本的制备。取XH-1型自锁托槽样件，经线切割双向平行加工，割去托槽底板和翼钩。

（2）清洗。用丙酮或酒精清洗托槽槽沟表面，用棉签擦拭并吹干备用。

（3）定位。将托槽槽沟样本中心沿TR240型表面粗糙度测试仪测试平台中心平放，并用胶黏结固定。

（4）测量。启动表面粗糙度测试仪测量手柄，调整好电感式探头在槽沟表面上的位置，使其在槽沟表面做匀速直线移动。

结果：通过DV240粗糙度测试软件，读取$Ra$值与槽沟表面粗糙度的变化曲线。测试结果见图2-28，其纵坐标表示托槽槽沟粗糙度$Ra$值（μm），横坐标表示托槽槽沟测试区间间距（mm）。

表面粗糙度测试结果：0～0.75区间托槽槽沟表面粗糙度$Ra$值为3.5 μm；

0.75～1.5区间托槽槽沟表面粗糙度$Ra$值为5.7 μm；1.5～2.25区间托槽槽沟表面粗糙度$Ra$值为1.8 μm；2.25～3区间托槽槽沟表面粗糙度$Ra$值为2.2 μm。

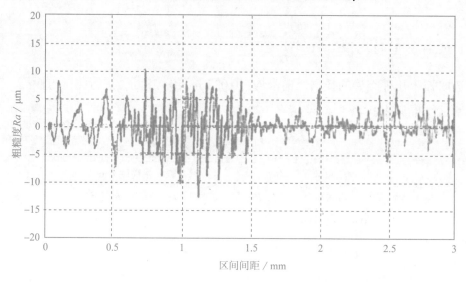

图2-28　XH-1型自锁托槽槽沟表面粗糙度$Ra$值

**2. 正畸托槽微观测试**

1）托槽观察测试样本的制作

（1）选取托槽，沿托槽槽沟中心用线切割加工方式将其截断。

（2）选取两端平行的金属不锈钢套环（内孔直径为10 mm），将切取的托槽截面朝下置入套环中心位置，套环内灌入自凝树脂，固化24 h待用。

（3）依次用280目、400目、800目及1000目金相砂纸，沿同一方向打磨托槽试样。

（4）对托槽观察测试面进行抛光处理，直至样件表面无划痕后，用酒精棉擦洗干净。

（5）用36%～38%的HCL和65%～68%的$HNO_3$按3：1配置腐蚀液，将不锈钢托槽试样观察面浸入腐蚀液中1 min，取出后用清水冲洗干净，然后用酒精棉球擦拭干净。

（6）将托槽观察试样放入烘干箱中，加热至80 ℃烘干8 h。

（7）对托槽观察面、树脂面进行喷金处理，使之与金属环构成导电体。

2）扫描电子显微镜观察托槽试样表面形貌

经观察，托槽不锈钢基体金相组织为：单相奥氏体组织——晶粒较细，比较致密（图2-29）；Co-Cr合金托槽为Co基奥氏体组织——由固溶强化的单相奥氏体（晶界上有少量碳化物）组成；Co基合金重要强化相——碳化物，是在晶间分布为块状的和骨架状的MC及共晶$M_{23}C_6$和块状$M_6Co$（图2-30）。

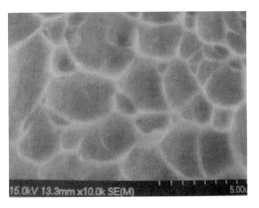

图2-29  不锈钢托槽单相奥氏体组织

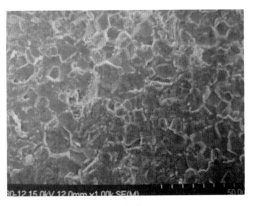

图2-30  Co-Cr合金托槽基体组织

3）能谱测试托槽元素成分

通过TN-5502型X射线能谱仪测试，不锈钢托槽为1Cr18Ni9（18-8型）不锈钢（图2-31）；Co-Cr合金托槽中Co含量为33.25%、Cr含量为23.88%不锈钢如图2-32所示。

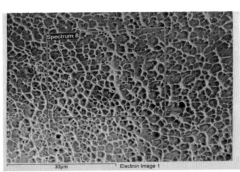

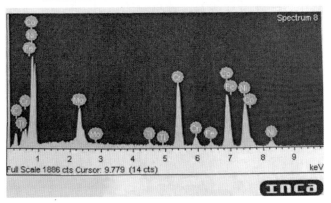

图2-31  不锈钢托槽能谱图

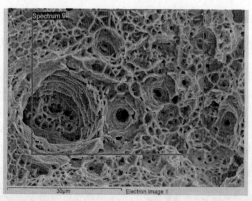

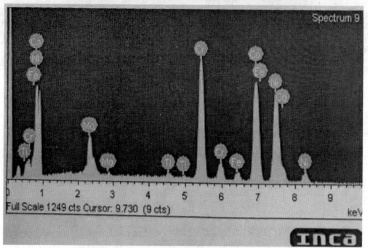

图2-32 Co-Cr合金托槽能谱图

## 第三节 传统带环与开口带环的微观结构测试技术

　　口腔正畸过程中，磨牙带环起着十分重要的作用，而传统带环在临床应用中会遇到诸多问题，如患者需要经过多次试戴，需提前分牙，个别需在磨牙之间牙冠上磨个槽，扩大间隙、椅旁时间长等，还易导致带环磨牙牙周炎。故有的学者直接使用磨牙颊面管来替换传统磨牙带环，即将颊面管直接黏结于颊侧磨牙上，这样操作简便，弥补了磨牙带环所带来的缺点。然而这种方法脱落率高，又不能在其上制作横腭杆、Nance弓等附件。如何解决好这些疑难问题，哈尔滨医科大学发明了一种"开口带环"。它由颊侧面、舌侧面、远中面，以及颊、舌两侧自由端——向近中面的延伸部分组成，并与磨牙牙冠黏结为一体。黏结所用黏结剂临床实验用为两种：传统玻璃离子黏结剂与树脂加强型玻璃离子黏结剂。在临床应用实践中发现，新的开口带环可有效解决传统带环、颊面管在临床应用中的缺陷：它无须反复试戴，无须在磨牙分牙及牙冠上开槽，对牙冠不会造成损伤，也便于焊接一些附件，等等。同时，对开口带环在口外模拟口内进行诸多的实验研究，比较两种黏结剂的黏结强度，测试比较用传统带环或开口带环与磨牙黏结后的抗拉伸黏结强度及抗剪切黏结强度的结果，再进行统计学分析，为临床提供参考。

## 一、开口带环结构特征

开口带环的结构形状与组成是在传统带环（图2-33）结构基础上，先将传统带环近中一端剪开，并将两端修剪成沿颊侧、舌侧中心下龈边走向，弧形渐渐减小，至近中端头呈小R形（图2-34）。

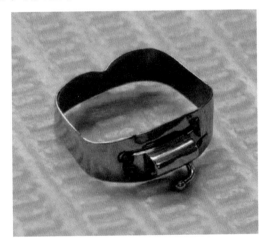

图2-33　传统带环

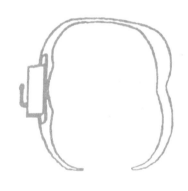

图2-34　开口带环

开口带环是由开口带环颊侧面、舌侧面、远中面、颊面管、近中舌恒磨牙结构侧延伸段、近中颊侧延伸段组成（图2-35）。其颊侧面、舌侧面、远中面三个主面上有𬌗方、龈方在边上设置的收敛弧，在近中舌侧段处、近中颊侧段处还设置黏结剂的小排溢孔，顺牙冠外R曲面与牙冠尖、牙冠颈倒凹相吻合的开口带环内倒R面。

开口带环的结构尺寸根据患者磨牙的结构尺寸来确定不同的开口带环颊侧与舌侧内R面中心最远距离设定为$A$（mm），𬌗方水平距离设定为$B$（mm），龈方间距设定为$C$（mm），如图2-36所示。

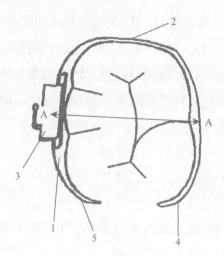

1—开口带环颊侧面；2—开口带环远中面；3—颊面管；

4—开口带环近中面；5—开口带环颌方边缘

图2-35 开口带环组成

　　按恒磨牙结构、形状尺寸进行测量统计，可将口腔正畸用磨牙开口带环设定为三种规格尺寸：其周长分别为24.5 mm、32 mm和39 mm。开口带环的厚度取0.18～0.2 mm；对替牙期患儿，因牙体较小，开口带环近中段可以加长尺寸，开口带环内倒R形状，需要尽量与牙体曲面相吻合，既要增大黏结面积又要增加开口带环的固位效果，如图2-36所示。

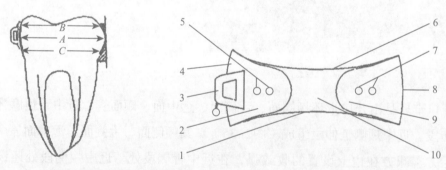

1—开口带环龈方边缘；2—开口带环近中颊段延伸；3—颊面管；4—开口带环颊侧面；

5—开口带环近中颊舌侧排溢孔；6—开口带环颌方边缘；7—开口带环近中颊舌侧排溢孔；

8—开口带环舌侧面；9—开口带环近中舌段延伸；10—开口带环远中面

图2-36 开口带环结构尺寸

## 二、开口带环SEM观察形貌EDS能谱测试

先处理垂直拉伸水平剪切拉断的样本，对离体磨牙黏结剂截断面与带环凹面内的截断面进行喷金处理。为此，需将每个样本用金属套环固位，所有观察测试面均朝上放置，再灌入自凝树脂，使其成为一体，再喷金，完成导电处理。

### 1. 扫描电子显微镜观察截断口形貌

通过扫描电子显微镜对传统带环、开口带环在黏结离体磨牙拉断后，对截断面观察其断口形貌（图2-37）。

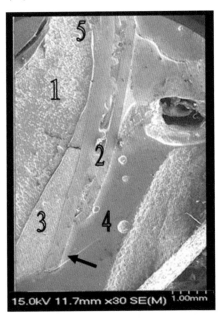

1—牙釉质；2—传统带环；3—黏结剂；4—树脂填料；5—牙冠尖处

图2-37　传统带环黏结离体牙面断口形貌

### 2. 能谱测试分析

两种黏结剂断口样，其截断面的特征有三种情况：离体磨牙釉质表面—黏结剂；黏结剂—黏结剂；黏结剂—带环内弧面。

通过电子显微镜进行微观结构测试分析，分别观察传统带环与开口带环纵向截断面的形貌特征（图2-38）。

　　图2-37为传统带环纵断面形貌，自左向右可见离体牙釉质黏结剂传统带环与充填自凝树脂。

　　图2-38为开口带环纵断形貌，自左向右可见离体牙釉质、黏结剂、开口带环与充填自凝树脂。可见牙釉质与金属开口带环之间黏结的黏结剂层比较均匀紧密。开口带环是向牙髓方向逐渐内聚，与牙冠密合程度较好，无间隙。

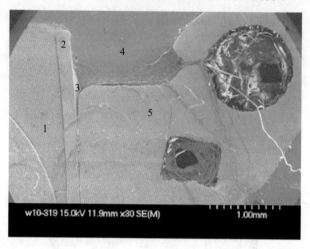

1—磨牙釉质；2—开口带环；3—黏结剂；4—树脂填料；5—颊面管

图2-38　开口带环黏结纵断面形貌

　　离体磨牙黏结带环垂直、水平拉伸剪切后扫描电子显微镜观察形貌如图2-39和图2-40所示。图2-39是用传统玻璃离子黏结剂黏结带环纵断面形貌；图2-40是用树脂加强型玻璃离子黏结剂黏结带环纵断口形貌。

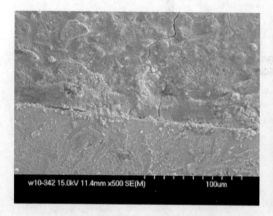

图2-39　玻璃离子黏结剂纵向断面形貌

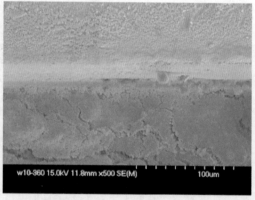

图2-40　加强型玻璃离子黏结剂纵向断面形貌

## 第四节　Ni-Ti记忆合金开口带环

目前，固定矫治技术仍是应用最广泛的口腔正畸技术，即在第一或第二磨牙（左上下或右上下）上黏结不锈钢带环，并在带环上焊接有牵引钩的颊面管，再在被矫治的牙齿（上颌或下颌）上黏结托槽及用结扎丝紧固弓丝，依靠弓丝的弹力来牵引所形成的正畸力，来实现牙齿的三维空间移动，从而达到正畸治疗的目的。这就需要针对不同患者磨牙的形状和尺寸制备二十几个规格不同的带环，逐个给患者试戴，选择一个合适的给患者黏合到磨牙上，这不仅费时费力，还需分牙或在磨牙上开槽，带环的内侧R面也很难与磨牙唇、舌侧曲面相吻合；黏结不牢常出现脱落，需拆除结扎好的弓丝，再重新选带环重新黏结带环与托槽；而前一节阐述的开口带环，虽能克服传统带环的缺点，但出现开口带环与磨牙黏结强度偏低的问题，即对开口带环不易加压吻合磨牙牙面而出现开口带环脱落的问题。

为此又研制开发出一种固定矫治器应用的Ni-Ti形状记忆合金开口带环，除具有开口带环的优点外，还可利用Ni-Ti合金记忆效应，在口腔内36 ℃就可实现马氏体相变、收缩的特点。可将开口带环紧紧地包绕磨牙牙冠，形成压力，当涂覆的黏结剂完成固化后，记忆合金开口带环就可紧固在磨牙上，更加贴合，有助于带环的黏结，提高黏结强度。

### 一、记忆合金开口带环的结构特征

#### 1. 记忆合金开口带环的加工制造

1）记忆合金开口带环的制造方法与程序

记忆合金开口带环的制造方法为：熔炼形状记忆合金棒→反复轧制成长条形型材→制备环形材→对环形体进行热激活定型处理，使环形体在低温时表现为直径尺寸膨胀状态，而在36℃时表现为直径尺寸缩小状态。

记忆合金开口带环配制材料比例为：Ni：Ti=49：（51～50.6）；环形体的厚度为0.1～0.2 mm。

Ni-Ti记忆合金材料是在真空感应电炉中熔炼，其真空度达到$10^{-3}$ Torr。真空石墨模具中离心浇铸Ni-Ti合金棒材；Ni-Ti合金棒材加热到800～850 ℃后保温12 h在空气中自然冷却；去除棒材表面氧化膜，再加热至800～850 ℃轧制成板条；在700～850 ℃温度条件下，挤压成9～12 mm厚的长条形型材并呈内凹型；多次冷挤压令其厚度减小至0.1～0.2 mm，每次挤压改变量限制在9%～11%，挤压一次退火（700～850 ℃）一次，保温50～60 min；按规格标准截取相应长度，将其绕制到具有磨牙外形的胎具表面上，其外形套上成型固定夹具，一起加热到450～500 ℃，保温1～1.5 h后，在空气中自然冷却，完成激活定型处理；最后对环体进行酸清洗和抛光处理后，完成记忆合金开口带环的制备，并低温保存。

2）记忆合金开口带环的结构尺寸

Ni-Ti记忆合金开口带环的结构如图2-41所示。因不同年龄段患者磨牙形状结构尺寸各异，记忆合金开口带环也会制备不同规格尺寸。由于它是在体温状态下即可包绕牙冠外围，适应性强，可在不同规格尺寸之间，有差异戴用，使用较宽松。

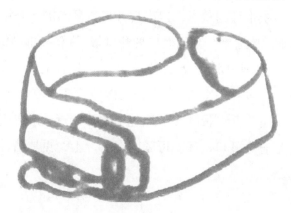

图2-41　Ni-Ti 记忆合金开口带环结构

临床常用的记忆合金开口带环，依据磨牙牙冠形状，按其周长尺寸规格设定为五个规格尺寸：16 mm、22 mm、28 mm、32 mm、40 mm；Ni-Ti记忆合金开口带环厚度选取0.1～0.2 mm。

2. 记忆合金开口带环结构特征

按技术要求以五种规格及磨牙远中段牙冠曲面形状、颊侧、舌侧面的弧形为三个控制记忆合金开口带环的内凹弧形面为重要形面，而沿颊侧、舌侧开口两侧自由端是沿牙冠颊侧、舌侧中心相平行，其近中端头设置为R形，根据上述记忆合金开口带环的五个弧形面制备激活定型处理胎夹具，完成约束定型处理。将记忆合金开口带环产品经抛光处理后供应市场（图2-42）。

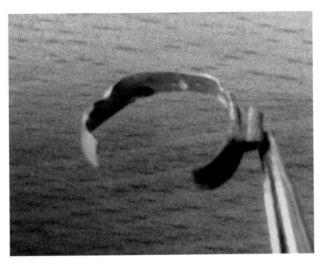

图2-42　记忆合金开口带环结构特征

### 3. Ni-Ti形状记忆合金开口带环材料性能与测试

#### 1）Ni-Ti形状记忆合金开口带环性能

（1）Ni-Ti形状记忆合金开口带环材料主要性能见表2-5。其具有较好的延展性，在70～140 MPa应力下可塑性变形，回弹性高，化学稳定性好，抗腐蚀性能好。

表2-5　Ni-Ti 记忆合金带环材料主要性能

| 熔点 / ℃ | 密度 / （g/cm³） | 电阻率 / （μΩ·cm） | 线膨胀系数 （24～900 ℃） | 导磁率 |
| --- | --- | --- | --- | --- |
| 1240～1310 | 6.45 | 25 ℃ 80<br>900 ℃ 132 | $10.4 \times 10/℃$ | ∠1.002 |

| 硬度 （HV） | 抗拉强度 / MPa | 屈服强度 / MPa | 弹性模量 / MPa | 伸长率 / % |
| --- | --- | --- | --- | --- |
| RA65～68 | 563～961 | 137～226 | 70022～81006 | 60 |

| 疲劳强度 / MPa | 冲击强度 / （N/m²） | | | |
| --- | --- | --- | --- | --- |
| 481（$2.5 \times 10^7$） | 24 ℃ 3.3 | | | |

（2）热弹性马氏体相变的影响如图2-43所示。其Ni含量在50%～51%，当Ni含量增加，可降低形状恢复温度；$M_s$点的变化范围可在50～100 ℃，晶粒越细，$M_s$点越低；如快速淬火，$M_s$点也越低；若应变不超过8%，恢复越好。

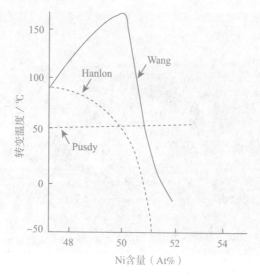

图2-43　Ni-Ti二元合金Ni含量对马氏体转变温度的影响

（3）Ni-Ti形状记忆合金开口带环形变机制。Ni-Ti形状记忆合金开口带环形变机制如图2-44所示。将C3020Ni-Ti微弧形带材（0.2 mm×4 mm），先分段截取不同规格长度：12 mm、16 mm、20 mm、24 mm，作为母相，将其在定型胎具中对称弯制成"∩"形弧形，使其在$M_f$以下变形（约束处理）完成定型处理：随胎具一起进行加热处理，要在$A_f$以上、500 ℃，保温1 h后，水淬90 ℃，冷却至室温完成逆相变，自动恢复母相时的形状。当Ni-Ti开口带环经"训练"（$M_f$以下定型处理）后，再经逆相变（加热至$A_f$以上）恢复到母相形状，即对母相形状具有记忆，并在冷却时能恢复马氏体变形（$M_f$以下的变形），最后将制备好的Ni-Ti开口带环，低温保存待临床应用。

母相　　　　　　定型处理（500℃）　　　　　　室温　　　　　　　$<M_f$

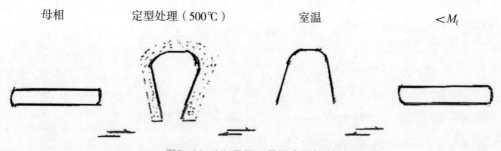

图2-44　Ni-Ti开口带环变形机制

2）Ni-Ti形状记忆合金开口带环微观测试

（1）Ni-Ti开口带环力学性能测试。将60 mm长母相Ni-Ti开口带环带材，两端用万能测力机成型卡头，沿垂直中心线夹紧后，启动万能拉伸机匀速拉伸（5 mm/min），自动记录拉伸应力–形变曲线，直至拉断，其应变–位移曲线如图2-45所示。母相基体组织为细晶粒奥氏体韧窝状结构（图2-46）。

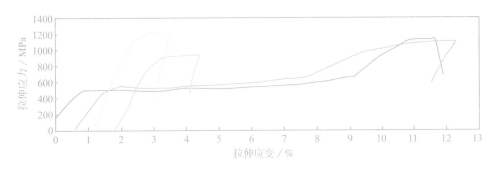

图2-45　Ni-Ti开口带环拉伸应变-位移曲线

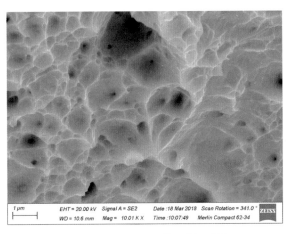

图2-46　Ni-Ti开口带环断口形貌

（2）能谱测试。选取观测面，进行EDS面分布测试分析，结果如图2-47所示。

电子图像51

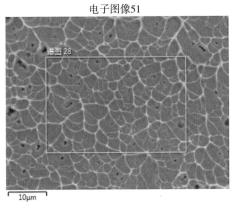

| 元素 | Wt / % | At / % |
|---|---|---|
| Ti | 45.08 | 50.15 |
| Ni | 54.92 | 49.85 |
| 总量 | 100.00 | 100.00 |

图2-47　Ni-Ti开口带环能谱分布

平均元素含量：Ni为49.85%、Ti为50.15%；Ni原子百分数为49%～51%，母相为奥氏体结构、无序的晶体结构。

## 二、记忆合金开口带环临床应用技术

### 1. 记忆合金开口带环的前处理

根据矫治患者年龄段磨牙形状、尺寸选好记忆合金开口带环规格后，先做喷砂处理内凹面。

用金属清洗剂超声清洗，并用清水冲洗干净，最后用无水乙醇、乙酸丁酯对记忆合金开口带环进行脱水、脱脂处理，存储在真空干燥容器里6 h后临床应用。

### 2. 记忆合金开口带环与磨牙黏结技术

（1）选用树脂加强型玻璃离子黏结剂，用以黏结记忆合金开口带环。

（2）按患者磨牙结构尺寸选取与其规格尺寸相近的记忆合金开口带环。

（3）室温下给患者快速试戴一次，确认尺寸形状相符。

（4）在记忆合金开口带环内弧面涂树脂加强型玻璃离子黏结剂。

（5）由磨牙远中向近中加压使记忆合金开口带环与磨牙相吻合后，用双指于磨牙对侧加压，同时用小风机对准磨牙开口带环吹入36～37 ℃热风1 min。

（6）当记忆合金开口带环处于低温时结构尺寸表现为膨胀状态；而处在体温温度时，结构尺寸表现为缩小状态，再用37 ℃暖风吹过，快速升温后，记忆合金开口带环会自动缩小结构尺寸，而牢牢抱紧磨牙，并使开口带环弧形内面与患者磨牙牙冠外表面紧密吻合，固化后与磨牙黏合牢固，不易脱离。

（7）黏结24 h后可实施固定矫治。

（8）正畸结束去除记忆合金开口带环，只需对准带环表面吹凉风（低于10 ℃），则Ni-Ti记忆合金开口带环呈自动膨胀状态，会由磨牙面上脱解，即可拆掉记忆合金开口带环。

### 参考文献

［1］刘雯雯.三种不同材质正畸弓丝机械性能的比较［D］.石家庄：河北医科大学，2020.

［2］霍彪. 正畸弓丝弯制机器人自学习映射模型研究［D］. 哈尔滨：哈尔滨理工大学，2019.

［3］伊吉翠，刘珺，刘竹青，等. 不同种类镍钛弓丝与Damon自锁托槽合用时弹性比较［J］. 青岛大学医学院学报，2015，51（05）：559-562.

［4］任庆源，齐慧川，胡敏. 不同种类初始弓丝对正畸治疗影响的研究进展［J］. 吉林大学学报（医学版），2015，41（04）：874-876.

［5］何波. 基于视觉的口腔正畸弓丝弯制过程中的形态参数计算方法［D］. 北京：中国科学院大学，2019.

［6］魏春阁. 正畸弓丝的三维数学模型及弯制算法研究［D］. 哈尔滨：哈尔滨理工大学，2015.

［7］宋吉玉，张祎，胡敏. 不同镍钛弓丝性能及对正畸治疗影响的研究进展［J］. 中华口腔正畸学杂志，2019（3）：157-160.

［8］童菲，吴建勇，唐镇，等. 不同温度下正畸镍钛方丝超弹性及热弹性的对比研究［J］. 口腔医学研究，2012，28（10）：1028-1031.

［9］魏志刚，汪敏. 记忆合金弓丝变形历史对正畸力的影响［J］. 医用生物力学，2012，27（5）：562-566.

［10］郝凤渝，张扬，金伟，等. 镍钛合金正畸弓丝的使用性能差异分析［J］. 稀有金属材料与工程，2008（7）：1295-1298.

［11］韩向龙，白丁，孟耀，等. 镍钛圆丝弯曲变形后的力学性能分析［J］. 中华口腔医学杂志，2007，42（9）：525-528.

［12］步捷. 常用正畸镍钛弓丝机械性能的研究［D］. 济南：山东大学，2007.

［13］沈刚，陈荣敬，丁恺敏，等. 弓丝刚柔组合强化正畸支抗的临床效果评价［J］. 上海口腔医学，2002（4）：307-309.

［14］姚金姗. 不同时期口腔环境中正畸弓丝表面摩擦力及表面结构变化的研究［D］. 大连：大连医科大学，2008.

［15］吴春晓，高文丽，戴玉婷，等. 不同托槽设计与结扎方式对正畸弓丝表面微观结构改变研究［J］. 中国实用口腔科杂志，2017，10（5）：309-312.

［16］付丽丽，卢仕英，黄敏方，等. 原子力显微镜下Damon-Q托槽滑过不同方丝后方丝表面结构变化的初步研究［J］. 中国临床新医学，2016，9（12）：1077-1081.

［17］潘杰，赵君，姜宁，等. 一种尖牙控轴直丝托槽的结构设计［J］. 口腔材料器械杂志，2015，24（1）：28-31.

［18］赵愧云，毛亚歌. 两种不同底板结构及黏结剂对托槽黏结强度的影响［J］. 中国现代药

物应用，2014，8（3）：43-44.

［19］葛康康，曲虹，谭军，等.2种不同底板结构及黏结剂对托槽黏结强度的影响［J］.口腔医学研究，2012，28（12）：1231-1233.

［20］SFONDRINI M F，VITALE M，PINHEIRO A L B，et al. Photobiomodulation and Pain Reduction in Patients Requiring Orthodontic Band Application：Randomized Clinical Trial［J］. BioMed Research International，2020，1155（10）：7460938.

［21］MARCOS B A，FERREIRA M E，DIAS D A P. Evaluation of toxicity and response to oxidative stress generated by orthodontic bands in human gingival fibroblasts［J］. The Angle orthodontist，2020，90（2）：285-290.

［22］DARIN P，WEERA S，CHIDSANU C. Immediate effects of temporary bite-raising with light-cured orthodontic band cement on the electromyographic response of masticatory muscles［J］. Journal of applied oral science：revista FOB，2018，26：e20170214.

［23］DAMON D H. The rationale evolution and clinical application of the self-ligating bracket［J］. Clin Orth Res，1998，1：52-61.

［24］DAMON D H. The Damon low-friction bracket：A biologically compatible Straight-Wire system［J］. J Clin Orthod，1998（32）：670-680.

［25］SIMS A P T，WATERS N E，BIRNIE D J，et al. A comparison of the forces required to produce tooth movement in vitro using two self-ligating brackets and a pre-adjusted bracket employing two types of ligation［J］. Eur J Orthod，1993（15）：377-385.

［26］THORSTENSON G A，KUSY R P. Effect of archwire size and material on the resistance to sliding of self-ligating brackets with second-order angulation in the dry state［J］. Am J Orthod Dentofacial Orthop，2002（122）：295-305.

［27］VOUDOURIS J C. Interactive edgewise mechanisms：Form and function comparison with conventional edgewise brackets［J］. Am J Orthod Dentofacial Orthop，1997，1（11）：119-140.

［28］厉松，王邦康，罗颂椒，等.转矩力作用下托槽槽沟变形的实验研究［J］.北京口腔医学，2005，4（13）：213-216.

［29］PIZZONI I，RAVNHOH G，MELSEN R. Frictional forces related to self-ligating brackets［J］. Eur J Orthod，1998（20）：283-291.

［30］付民魁，姜若萍，刘怡.低摩擦轻力矫治系统的建立及其初步临床应用［C］.武汉：第八届口腔正畸学术会议论文汇编，2007：5.

［31］印明晶.在干燥和人工唾液环境下六翼托槽与弓丝间摩擦力的实验研究［D］.哈尔

滨：哈尔滨医科大学，2009：14-19.

［32］VAUGHAN J L，DUNCANSON Jr. M G Nanda RS. Relative kinetic frictional forces between sintered stainless steel brackets and orthodontic wires［J］. Am J Orthop Dentofacial Orthop，1995，1（107）：20-27.

［33］CLARK J R，IREL A J，SHERRIFF M. An in vivo and ex vivo study to evaluate the use of a glass polyphosphonate cement in orthodontic banding［J］. Eur J Orthod，2003，25（3）：319 –323.

［34］KHAMBAY B，MILLETT D，MCHUGH S，et al. Archwire seating forces produced by different ligation methods and their effect on frictional resistance［J］. Eur J Orthod，2005，27（3）：302-308.

［35］OH K T，CHOO S U，KIM K M，et al. A stainless steel bracket for orthodontic application［J］. Eur J Orthod，2005，27（3）：237-244.

［36］钱良玉，邵玶，张欣泽，等. 自制美学涂层弓丝摩擦力的实验研究［J］. 临床口腔医学杂志，2009，6：361-362.

［37］KUSY R P，WHITELY J Q，PREWITT M J. Comparison of the frictional coefficients for selected archwire-bracket slot combinations in the dry and wet states［J］. Angle orthod，1991，4（61）：293-302.

［38］MOORE M M，HARRINGTON E，ROCK W P. Factors affecting friction in the p re-adjusted appliance［J］. Eur J Orthod，2004，26（6）：579-583.

［39］FRANK C A，NIKOLAI R J. A comparative study of frictional resistances between orthodontic bracket and archwire［J］. Am J Orthod Dentofacial Orthop，1980，78（6）：593-609.

［40］赵一松. 正畸不锈钢方丝表面状态异向性对摩擦力影响的实验研究［D］. 哈尔滨：哈尔滨医科大学，2008：25.

［41］SIMS A P T，WATERS N E，BIRNIE D J，et al. A comparison of the forces required to produce tooth movement in vitro using two self-ligating bracket and a pre-adjusted bracket employing two types of ligation［J］. Eur J Orthod，1993，15：377.

［42］MOTOYOSHI MITSURU，YANO SHINYA，TSURUOKA，et al. Biomechanical effect of abutment on stability of orthodontic mini-implant：A finite element analysis［J］. Clinical Oral Implants Research，2005，16（4）：480 –485.

［43］厉松，王邦康，罗颂椒. 咬合力对托槽与弓丝间摩擦力影响的有限元分析［J］. 北京口腔医学，2002，10（3）：134- 136.

［44］林珊，罗小安，黄晓红. 时效对正畸摩擦力影响的实验研究［J］. 口腔材料器械杂志，

2004，13（4）：183-185.

［45］OGATA R H，NANDA R S，DUNCANSON JR M G，et al. Frictional resistance in stainless steel bracket -wire combinations with effects of vertical deflections ［J］. Am J Orthod Dentofacial Orthop，1996，109（5）：535-542.

［46］STONER M M. Force control in clinical practice ［J］. Am J Orthod，1960，46：163-168.

# 第三章
# 口腔正畸用树脂黏结剂材料

## 第一节　树脂黏结剂聚合物结构

### 一、聚合物加成聚合反应

#### 1. 聚合物的概念

聚合物又称高分子，相对分子质量高达1500单位以上。口腔正畸用树脂黏结剂就是一种有机高分子材料。高分子是由许多相同的、简单的结构单元通过共价键重复联接而成。能够形成结构单元的化合物称为单体，平均每分子所含的重复的单元数称为聚合度。组成聚合物分子的重复单元数很多，而且单元数的增减也不影响性能的聚合物称为高聚物，如在口腔临床中常用的自凝树脂——聚甲基丙烯酸甲酯（PMMA），弯曲弹性模量为$10^7 \sim 10^8 \, \text{Nm}^2$，黏度、弯曲弹性模量、延展性受温度变化影响。

口腔正畸用黏结剂是原始聚合物通过树脂合成制得的，为无定形有机高分子物质，也称合成树脂。

#### 2. 聚合物的分子结构

单个聚合物的分子结构可分为线型、支链型及交联高分子三类。形成线型高分子单体含两个官能团（图3-1），红外光谱谱图是以波数（$\text{cm}^{-1}$）或波长（$\mu\text{m}$）为横坐标表示吸收峰的位置，纵坐标以吸收百分率（$A$）或通过百分率（$T$）表示。要形成支链型和交联高分子单体含两个以上的官能团（图3-2），聚合物红外光谱图显示$3100 \sim 3000 \, \text{cm}^{-1}$有中强吸收，$3100 \sim 2800 \, \text{cm}^{-1}$有强吸收。线型或支链型高分子通过分子间作用力聚集形成聚合物。而交联聚合物是线型、支链型大分子通过化学键连接而成的网状结构或体型结构。口腔正畸用硬质树脂、复合树脂、硅橡胶等，在固化前其分子结构是线型或少量支链低分子状态，当固化过程残留的活性官能团继续反应成交联结构，就使高分子形成体型聚合物。

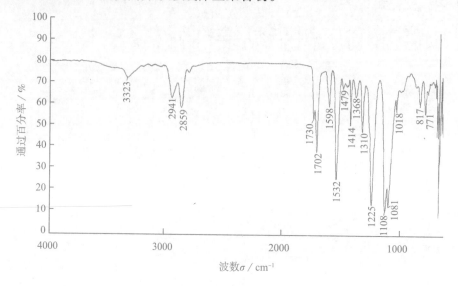

图3-1　线型高分子谱图

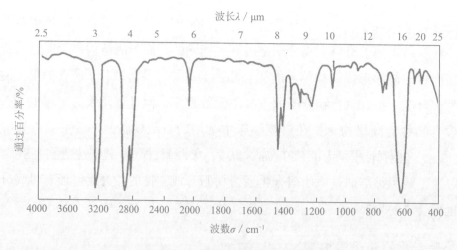

图3-2　支链或交联型高分子谱图

### 3. 聚合物的加成聚合与缩合聚成

聚合物可由低分子单体经过加成聚合或缩合聚合的聚合反应制备。

通过加成反应进行的聚合反应称为加成聚合。由同一种单体进行的加成聚合反应称均聚合；由两种或两种以上单体进行的加成聚合反应称为共聚合。

　　在聚合反应过程伴有低分子副产物生成的反应称缩合聚合，其产物称为缩聚物。缩合聚合是官能团间的反应，其缩聚物中存在官能团的结构特征，反应中有低分子副产物产生，如水、醇、胺等。

　　口腔正畸科常用的聚硫橡胶印模材料、缩合型硅橡胶印模材料的固化反应过程即缩合反应。

### 4. 聚合物的化学反应

　　聚合物分子结构包括两种状态：一是当聚合物分子是长链（蜷曲形）结构的，有规则蜷曲会形成晶态（图3-3），无规则蜷曲则形成非晶态（图3-4）；二是聚合物分子与分子堆砌在一起，形成有规则堆砌晶态排列（图3-5）或无规则堆砌非晶态（图3-6）。结构排列规整的，分子排列紧密，官能团不易反应；结构排列不规整的，分子排列疏松，官能团易参加反应。临床即应用聚合物的合成方法，使橡胶硫化成具有弹性的橡皮膜；还可使聚合物先形成自由基，使其与单体连接形成共聚物；也可用两种聚合物链进行化学方法连接，成为新的共聚物。

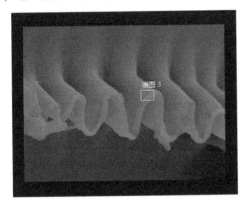

图3-3　蜷曲晶态结构

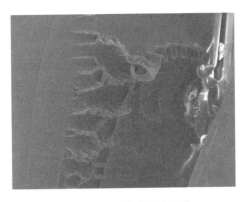

图3-4　无规则蜷曲非晶态结构

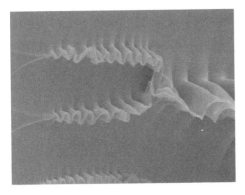

图3-5　堆砌晶态排列

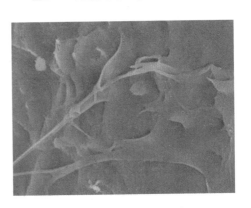

图3-6　堆砌非晶态排列

### 5. 聚合物的结构

聚合物分子链结构是分子链与分子链之间的排列与堆砌，形成晶态或无定形结构，当结构规整或链间范德华键力强时，聚合物易结晶；当结构不规整或链间键力较弱时，聚合物就难以结晶即为无定形态。当承受载荷时、不同温度时则呈玻璃态、高弹态及黏流态的三种力学状态（图3-7）。玻璃态到高弹态的转变温度称为玻璃化温度（$T_g$），是无定形塑料使用的上限温度，橡胶使用的是下限温度。从高弹态到黏流态的转变温度（$T_f$）称为黏流温度。聚合物分子链内各原子间的共价键结合力大于分子链间的范德华力，因分子链无序排列呈各向同性的非晶态；若非晶态高聚物中的分子键是择优取向时，非晶态高聚物呈各向异性，聚合物分子可排列成不同的晶态，分子链可排列为三维有序结构，晶粒尺寸为十几纳米，所以高聚物为多相结构。

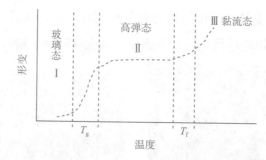

图3-7 不同温度聚合物结构的三种力学状态

## 二、黏结剂聚合物的力学性能

黏结剂力学性能包括塑性、强度、蠕变、弹性和硬度等。树脂黏结剂具有高弹性和黏弹性，高弹性的形变可达50%～400%。因其具有黏性液体和弹性固体的特征，因此对树脂黏结剂的实验研究还应包括其应力、应变、作用时间、环境温度等参数的测试。

对树脂黏结剂材料做拉伸测试时，温度低于玻璃化温度，当聚合物出于玻璃态时，整个大分子链和链段的运动均被冻结，宏观性质为硬、脆，形变量很小，只呈现硬性固体的普弹形变，呈脆性破坏。

当温度高于玻璃化温度时，聚合物处于橡胶状高弹态，链段运动高度活跃，表现出高形变能力的高弹性。

　　当线型聚合物在黏流温度以上时，聚合物变为熔融、黏滞的流体，受力可以流动，并有弹性和黏流行为，称为黏弹性。

　　对高聚物材料做拉伸屈服点的测试。获取高聚物的应力–应变曲线有如下几种情况：高聚物软而韧、硬而韧的应力–应变曲线（图3-8和图3-9）；软而弱的应力–应变曲线（图3-10）；硬而脆的应力–应变曲线（图3-11）；硬而强材料的应力–应变曲线（图3-12）。

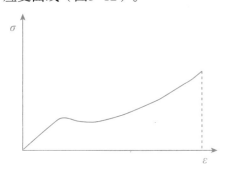

图3-8　软而韧材料的应力–应变曲线

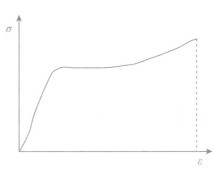

图3-9　硬而韧材料的应力–应变曲线

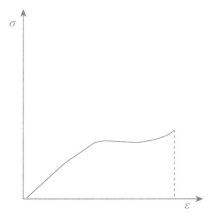

图3-10　软而弱材料的应力–应变曲线

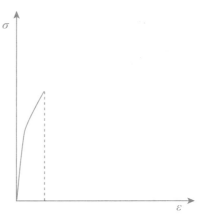

图3-11　硬而脆材料的应力–应变曲线

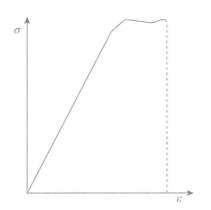

图3-12　硬而强材料的应力–应变曲线

其应力-应变实验是研究黏结剂材料性能的主要方法。

口腔正畸黏结剂种类较多，其中树脂类型黏结剂，如单组分型化学固化复合树脂、双组分型化学固化树脂、光固化树脂；玻璃离子型黏结剂，如树脂改良型玻璃离子黏结剂和玻璃离子水门汀等。

## 三、正畸用树脂黏结剂

### 1. 化学固化复合树脂黏结剂

化学固化复合树脂黏结剂于20世纪60年代初开始应用于临床。

（1）单组分化学固化复合树脂也称混合型正畸黏结剂。由单组分底胶和单组份糊剂组成，含有PU-EAM树脂、EDMA、$SiO_2$、叔胺及过氧化物等成分。临床配用时，先将底胶涂布于牙面，将糊剂涂于金属托槽底板，当底胶与糊剂接触后，树脂发生聚合反应而固化。

（2）化学固化复合树脂由两个组分构成，每个组分中均含有基质树脂、无机填料、阻聚剂和稀释剂等成分。其中一个组分含有促进剂，另一组分含有引发剂。常用的促进剂是叔胺类化合物，常用的引发剂是过氧化苯甲酰（BPO）。临床配制需将两个组分按1∶1的比例均匀混合，促进剂与引发剂发生氧化还原反应，分解出活性自由基而引发单体聚合。

Kitayama等研究发现，化学固化树脂黏结剂的黏结强度大于树脂改良型玻璃离子黏结剂和光固化型树脂改良型玻璃离子黏结剂。Major比较了Rely-bornol和Phasell两种化学固化型黏结剂，发现在相同条件下，Phasell比Rely-bornol的黏结强度大。自20世纪60年代起，化学固化复合树脂黏结剂就应用于临床。

### 2. 光固化树脂黏结剂

光固化复合树脂黏结剂分为两种：紫外光固化复合树脂黏结剂与可见光固化树脂黏结剂。

1）紫外光固化复合树脂黏结剂

组成与光固化复合树脂黏结剂相近，其差异主要在于它是用光敏剂取代氧化还原引发体系。配制成单糊剂型，并有紫外线发生器配合使用以完成固化。但紫外线对人体的皮肤、眼睛均有一定伤害，故临床上应慎用。

2）可见光固化复合树脂黏结剂

临床应用较广，其主要成分与化学固化树脂黏结剂相同，光敏引发体系多为樟脑醌和叔胺。临床应用需配用可见光固化，通常是用钨-卤素灯为光源，使其产生一定强度的波长为460～560 nm的蓝色可见光，并用石英棒、光导纤维或液体光导管将可见光导出。该种黏结剂因其安全、操作方便、固化后的黏结强度比化学固化树脂的黏结强度更大，所以被广泛应用于临床。

陈丕修等在金属托槽底板上先涂布陶瓷材料，然后比较光固化复合树脂黏结剂与双组分化学固化树脂黏结剂的黏结剪切强度，发现两者无显著性差异。

### 3. 玻璃离子黏结剂

玻璃离子黏结剂即玻璃离子水门汀（GIC），是由玻璃粉与聚丙烯反应生成的含离子键的聚合体。由粉剂和溶剂两组分构成，其成分包括氟铝硅玻璃粉（$SiO_2$、$Al_2O_3$、$CaF_2$、$AlPO_4$、$Na_3AlF_6$）和聚丙烯酸水溶液。其中粉剂是先将$SiO_2$、$Al_2O_3$、$CaF_2$、$AlPO_4$、$Na_3AlF_6$按比例混合，再经过1000～1400 ℃高温熔融成玻璃后，置入水中速冷，最后研磨成粉剂。溶剂为丙烯酸与衣康酸或马来酸的共聚物。这样制备的共聚物溶液既可增加反应活性，又可使溶液发生胶凝，并可获得更高的物理机械性能。

玻璃离子水门汀的临床应用主要有三种类型：Ⅰ型用于黏结固位；Ⅱ型用于充填修复；Ⅲ型用作垫底材料。正畸黏结主要应用Ⅰ型。

玻璃离子黏结剂的主要优点如下。

（1）可释放氟化物，其在口腔唾液中缓慢解离出氟离子，可与牙齿硬组织中的羟基磷灰石的羟基进行交换，从而提高牙齿组织中氟的含量，能提高牙齿的抗龋能力。

（2）可与牙釉质形成化学黏结。玻璃离子中的O=C=O与釉质中的钙离子结合，形成浅表的而非侵蚀性的黏结。当去除正畸托槽时，玻璃离子黏结剂的截断面会出现在牙釉质表面而非牙釉质内部（详见第六章所述），使牙釉质造成损伤的风险降到最小，并减少清洁牙面的时间。

玻璃离子黏结剂主要缺点为：固化反应缓慢、黏结强度低、易发生黏结脱落等。故临床上一般不用其黏结托槽，多用于黏结带环。

### 4. 树脂改良型玻璃离子黏结剂

树脂改良型玻璃离子黏结剂在玻璃离子黏结剂中加入了树脂成分。当进行固化反应时，树脂单体也会发生聚合反应，树脂基质包裹（绕）着玻璃离子颗粒，可提高其力学性能。另外，通过羟酸盐基团可与釉质面产生化学结合。而化学固化复合树脂黏结剂与牙釉质面的黏结，是先对牙釉质面进行酸蚀处理后产生的机械结合。

临床中多选用树脂改良型玻璃离子黏结剂。Larmour等研究发现，用这种黏结剂在牙釉质面上黏结托槽，黏结强度低。

# 第二节　树脂黏结剂黏结基理

## 一、机械结合

釉质由方向性排列的釉柱构成，经过酸蚀的釉柱间形成多孔性结构。在一定湿润环境下，黏结剂流体即可浸入渗透到釉柱形成的凹凸及各孔隙中，当黏结剂反应固化完成，就会与釉柱结合在一起，实现黏结剂与牙釉质面的黏结。

## 二、吸附与扩散理论

黏结剂在与黏结物表面相结合时，相界面如图3-13所示。由图3-13可见，存在三种结合形态：相互间存在原子-分子之间的相互作用力，可能是化学键的结合，也可能是价键力的结合，或是范德华力的结合。牙体表面与黏结剂的结合是在范德华力的作用下的结合，称为物理吸附。实验表明，当黏结剂表面与牙体表面相距1 nm时，在范德华力的作用下，吸附强度可达到10～100 MPa。距离近至0.3～0.4 nm时，其吸附强度可达到100～1000 MPa，故可产生较高的黏结强度。相互接触后，一旦在相界面上出现原子间互相扩散（图3-14），就可实现互溶，形成一个过渡区域，可大大提高黏结强度。

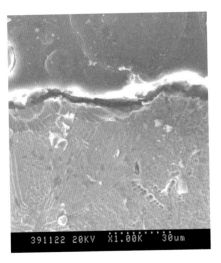

图3-13　相界面吸附扩散

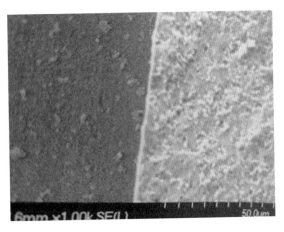

图3-14　原子间相互扩散

## 三、化学结合理论

还有一种可能，即黏结剂与被黏结物之间形成了化学键。其形成的条件必须满足量子化学的条件，两物接触后，在接触相界面部位才能形成化学键。由于有化学键的结合，黏结强度会更高。

所以，黏结剂与被黏结物之间存在着机械结合、物理吸附、扩散以及形成化学键的作用力。临床中应按所需求的黏结力值，选用其结合力。

# 第三节　树脂黏结剂黏结强度测试技术

## 一、树脂黏结剂拉伸黏结强度测试装置

### 1. 拉伸黏结强度测试胎夹具组成

拉伸黏结强度测试胎夹具由黏结剂拉伸中心定位轴杆、树脂黏结剂样本容杯圆胎、定位轴杆、树脂黏结剂、圆胎内螺母孔等组成（图3-15）。

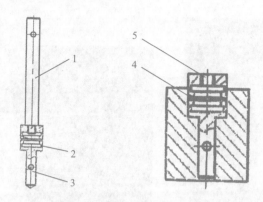

1—拉伸中心定位轴杆；2—树脂黏结剂样本容杯圆胎；3—定位轴杆；

4—树脂黏结剂；5—圆胎内螺母孔

图3-15　拉伸黏结强度测试装置

## 2. 拉伸黏结强度测试程序

先将树脂黏结剂样本容杯圆胎的定位杆插入座胎定位轴孔中，再扣上树脂黏结剂样本容杯圆胎，并将调好的需测试拉伸黏结强度的树脂黏结剂通过树脂黏结剂样本容圆胎上的内螺母孔注入有容杯圆胎内凸台的腔中，固化24 h后，树脂黏结剂与树脂黏结剂样本容杯圆胎合为一体，再将样本定位轴杆用万能拉伸机座夹头、夹头夹紧后，以2 mm/min的速度启动电机进行拉伸，直至树脂黏结剂样本容杯圆胎从中间被拉断，即完成黏结剂拉伸强度测试，并自动记录载荷位移黏结强度曲线（图3-16）。

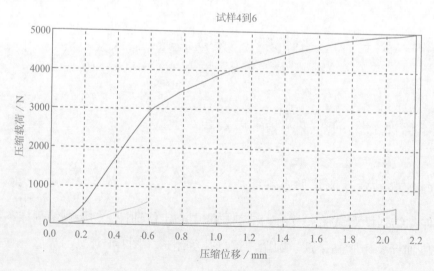

图3-16　黏结剂拉伸强度曲线

## 二、剪切黏结强度测试装置

### 1. 剪切强度测试胎夹具组成

剪切强度测试胎夹具组成如图3-17所示。包括定位轴杆、剪切样本定位槽孔、黏结剂剪切胎座主体、黏结剂垂直剪切压板、树脂黏结剂样本容杯圆胎、内螺母孔及压板垂直槽孔。

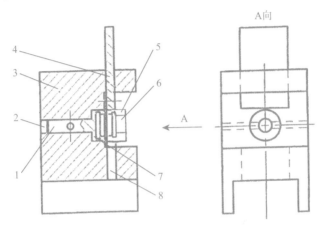

1—定位轴杆；2—剪切样本定位槽孔；3—黏结剂剪切胎座主体；4—黏结剂垂直剪切压板；

5—树脂黏结剂样本容杯圆胎（右）；6—内螺母孔；7—树脂黏结剂样本容杯圆胎（左）；

8—压板垂直槽孔

图3-17　黏结剂剪切强度测试装置

### 2. 黏结剂剪切强度测试程序

先在万能拉伸机座台面上平放定位座胎，将树脂黏结剂样本容杯圆胎的定位轴杆插入座胎定位轴孔中，再扣上树脂黏结剂样本容杯圆胎，并将调好的测试黏结剂通过树脂黏结剂样本容杯圆胎上的内螺母孔把测试的黏结剂注入容杯圆胎内腔中，固化24 h后再将样本定位轴杆水平插入黏结剂剪切胎座主体剪切样本定位孔中，将黏结剂垂直剪切压板插入黏结剂剪切胎座主体的压板垂直槽孔中，并刚好压至树脂黏结剂样本容杯胎上，然后启动电机，垂直匀速移动万能拉伸机压头，以2 mm/min匀速沿垂直中心线压垂直剪切压板，直至树脂黏结剂样本容杯圆胎被剪断，即完成对树脂黏结剂的剪切测试，并自动记录载荷与位移剪切强度曲线（图3-18）。

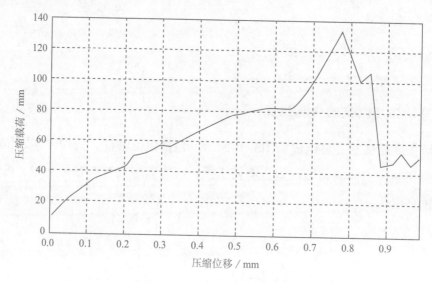

图3-18 黏结剂剪切强度曲线

## 三、国内外黏结剂拉伸及剪切强度测试技术

### 1. 黏结剂拉伸强度测试装置

1）黏结剂拉伸强度测试装置组成

黏结剂拉伸强度测试装置组成如图3-19所示。

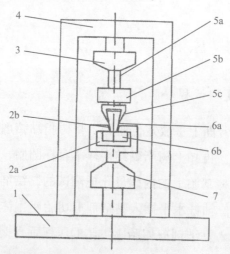

1—施力支架底座；2a，2b—包埋块；3—上座；4—上支架；5a，5b，5c—夹持器；

6a，6b—黏结剂测试样本；7—底座

图3-19 黏结剂拉伸强度测试装置

黏结剂拉伸强度测试装置是由施力支架底座、包埋块、上座、上支架、夹持器、黏结剂测试样本和底座组成。

2）黏结剂拉伸强度测试装置工作过程

黏结剂测试样本为复合树脂黏结体。测试前，先将制备好的待测试黏结剂注入包埋块中，固化24 h后，用夹持器将黏结剂样本夹紧，再启动电机，上座向上拉动，当黏结剂样本被拉断，可计算黏结剂测试拉伸强度值。

### 2. 黏结剂剪切强度测试装置

1）黏结剂剪切强度测试装置组成

黏结剂剪切强度测试装置组成如图3-20所示。其装置组成包括密封胶、黏结基材、剪切盒、剪切装置压杆、测试仪及滚珠。

2）黏结剂剪切强度测试装置工作程序

先制备黏结剂（密封胶）与两个圆形基材测试样的测试样本，即上、下两个圆形基材被密封胶黏为一体，固化后，置入上、下剪切盒中，对压杆施压力$P_1$后，再加水平力$P_2$作用在下剪切盒上，同时上剪切盒开始产生剪切力，可由测试仪记录，直至上或下两个圆形基材被剪断，记录仪显示的剪切力值即为黏结剂（密封胶）剪切黏结强度值。

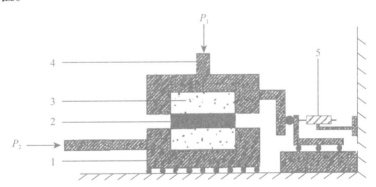

1—剪切盒；2—密封胶；3—黏结基材；4—剪切装置压杆；5—测试仪

图3-20　黏结剂剪切强度测试装置

### 3. 对拉伸剪切黏结强度测试装置的分析

1）拉伸黏结强度测试

其中所述样本为牙齿与复合黏结剂的黏结体，需测其抗拉伸强度值。而夹持部只是夹持复合黏结剂，不是也不可能夹持任何一种托槽并测试其抗拉伸黏结强度值。因样本的位置是随意的，故保证不了其与夹持部在同一个中心线上，故不能实现沿托槽的垂线向施力，所以该装置只可测试复合黏结剂与牙体黏结的黏结强度（拉伸强度）；另外用锁紧螺母来夹紧托槽，由于不能保证对托槽实施沿中心线进行垂直拉伸，其测试所得结果也就不准确。

2）剪切黏结强度测试

如上所述，是密封胶与被黏结基材（上、下圆形盒）的抗剪切强度测试。上、下两个圆形试样，被中间黏结剂（密封胶）粘为一体，测试时上剪切盒通过压杆加载正压力$P_1$及水平力$P_2$作用至剪切盒上，并由测试仪记录剪切强度数据。因正压力$P_1$加载于剪切盒上，则在其移动面上会产生最大静摩擦力及动摩擦力，故该测试仪所测试的剪切强度数据就不是黏结剂黏结基材的抗剪切强度值，这种装置就不能实现黏结剂剪切强度的测试。

## 参考文献

［1］刘晓庆.用自酸蚀黏结剂联合复合树脂进行乳牙龋病填充修复治疗的效果分析［J］.中国医学文摘（耳鼻咽喉科学），2021，36（1）：143-144.

［2］ELATTAR M A，KHALIL A H，YOUNIS J F. Shear bond strength of bio-active cement versus self-adhesive resin cement with enamel and dentin when bonded to zirconia in wet and dry conditions：in-vitro study［J］. IOP Conference Series：Materials Science and Engineering，2021，1046（1）：012009.

［3］张宇娜，匡怡，郑益.硅烷偶联剂对桥面铺装环氧树脂胶粘剂黏结性能的影响研究［J］.中国水运（下半月），2021，21（01）：95-96.

［4］陈文斯，包旭东，岳林.固化方式对树脂水门汀氧阻聚层形成的影响［J］.北京大学学报（医学版）.2020，52（6）：1117-1123.

［5］NEVES T D C，PRESOTO C D，WAJNGARTEN D，et al. Micro：hear bond strength of adhesives with different degrees of acidity：Effect on sound and artificially hyper- mineralized dentin［J］. Microscopy Research and Technique，2020，83（4）：393-401.

［6］DOWLING P A，JONES W B，LAGERSTROM L. An investigation into the behavioral characteristics of orthodontic elastomeric modules［J］. Br J Orthod，1998，25（3）：197-202.

［7］中国科技大学高分子物理教研室.高聚物的结构与性能［M］.北京：科学出版社，1981.

［8］金日光，华幼卿.高分子物理［M］.北京：化学工业出版社，1999.

［9］潘祖仁.高分子化学［M］.北京：化学工业出版社，2000.

［10］赵信义，蒋继英.可见光固化复合树脂聚合收缩的研究［J］，中华口腔医学杂志，1991，26：167-169.

［11］赵一松.正畸不锈钢方丝表面状态异向性对摩擦力影响的实验研究［D］.哈尔滨：哈尔滨医科大学硕士学位论文，2008：25.

［12］叶亮，王喆，曾新晨，等.两种不同被动式自锁托槽摩擦力的实验研究［J］.实用口腔医学杂志，2009，25（3）：331-334.

［13］傅民魁.口腔正畸专科教程［M］.北京：人民卫生出版社，2007：183.

［14］杨新海，曾祥龙.直丝弓关闭曲法和滑动法的比较研究［J］.中华口腔医学杂志，1999（06）：49-51.

［15］ANDREWS L F. The straightwire appliance［J］. Clin Orthod，1976，10（10）：99.

［16］KAPILA S，ANGOLKAR P D，DUNCANSON M G. Evaluation of friction between edgewise stainless steel brackets and orthodontic wires of four alloys［J］. Am J Orthod Dentofacial Orthop. 1990，98（2）：100-109.

［17］KUSY R P，WHITLEY J Q. Friction between different wire-bracket configurations and materials［J］. Semin Orthod. 1997，3：166-177.

［18］赵振铎，刘芬，黄书亮.金属塑性成形的"平均摩擦系数"与接触压力的关系研究［C］.英才高职论坛，2007，1：52-55.

［19］SAUNDERS C R，KUSY R P. Surface topography and frictional characteristics of ceramic brackets［J］. Am J Orthod Dentofacial Orthop，1994，6（1）：76-87.

［20］TAYLOR N G，ISON K. Frictional resistance between orthodontic brackets and archwires in the buccal segments［J］. Angle Orthod，1996，66（3）：215-222.

［21］EOSOSKI R R，BAGBY M D，ERICKSON L C. Static frictional force and surface roughness of nickel-titanium arch wires［J］. Am J Orthod，1991，100：341-348.

［22］DRESCHER D，BOURAUEL C，SCHUMACHER H A. Friction forces between bracket and archwire［J］. Am J Orthod，1989，96（5）：397-404.

［23］KUSY R P，WHITLEY J Q. Assessment of second-order clearances between orthodontic archwires and bracket slots via the critical contact angle for binding［J］. Angle Orthod，1999，69：71-80.

［24］KUSY R P，WHITLEY J Q. Influence of archwire and bracket dimensions on sliding mechanis：derivations and determinations of the critical contact angles for binding［J］. Eur Orthod，1999，21：199-208.

［25］DON H P, KRIS P, NICHOLAR G, et al. Frictional resistance of ceramic and stainless steel orthodontic brackets ［J］. Am J Orthod Dentofacial Orthop, 1990, 98: 398–403.

［26］JAMES R B, GARY W G, JAMES L S. A comparative study of frictional forces betweenorthodontic brackets and arch wire ［J］. Am J Orthod Dentofacial Orthop, 1991, 100: 513–522.

［27］ANGOLKAR P V, KAPILA S, DUNCANSON M G JR, et al. Evaluation of friction between ceramic brackets and orthodontic wires of four alloys ［J］. Am J Orthod Dentofacial Orthop, 1990, 98 (6): 499–506.

［28］DICKSON J, JONES S. Frictional characteristics of a modified ceramic bracket ［J］. J Clin Orthod, 1996, 30: 516–518.

［29］李潇, 赵信义, 施长溪. 丹特可见光固化复合树脂的机械性能测试 ［J］. 实用口腔医学杂志, 1996, 12: 291–292.

［30］李潇, 施长溪, 赵信义. 分层堆塑技术对Artglass烤塑树脂机械性能的影响 ［J］. 实用口腔医学杂志, 1999, 15: 283–285.

［31］BROSTROM M, VOJINIC Q. Response of the dental pulp to tnvasion of bacterin around the filling materials ［J］. J Dent for Children, 1976, 43: 15–21.

［32］COOK WD. Spectral distribution of dental photopolymerization sources ［J］. J Dent Res, 1982, 61: 1436–1439.

［33］MALQUARTI G, BERRUET R G, BOIS D. Prosthetic use of earbon fiber reinforced epoxy resin for esthetic crowns and fixed partial dentures ［J］. J Prosthet Dent, 1990, 63: 251–257.

［34］RUEGGEBERG F A, CAUGHRNAN W F. CURTIS J W. Effect of light intensity and exposure duration on cure of resin composite ［J］. Operative Dentistry, 1994, 19: 26–30.

［35］MILLER T E, HAKIMZADEH F, RUDO D N, Immediate and indirect woven polyethylene ribbon–reinforced periodontal–prosthetic splint: a case report ［J］. Quintessence Int, 1995, 26: 267–271.

［36］ABATE P F, BERTACCHINI S M, POLACK M A, et al. Adhesion ofa compotnre to dental structures ［J］. Quintessence Int, 1997, 28: 509–512.

［37］NOMOTO R. Effect of light wavelength on polymerization of light–cured resins ［J］. Dent Mater J, 1997, 16: 60–65.

［38］CULY G, TYAS M J. Direct resin bonded fibre–reinforced anterior bridges: a clinal report ［J］. Austr Dent J, 1997, 16: 60–65.

［39］LOZA–HERRERO M A, RUEGGEBERG E A, CAUGHMAN W E, et al. Effect of heating delay on conversion and strength ofa post cured resin composite ［J］. J Dent Res. 1978, 77: 426–431.

［40］FUJIBABASHI K，ISHIMAR K，TAKAHASHI N，et al. Newly developed curing unit using blue light-emitting diodes［J］. Dent Mater J，1998，34：49-54.

［41］IRIE M，NAKAI H. Flexnra properties and swelling after storage in water of polyacid-modified composite resin（compomer）［J］. Dent Mater J，1998，17：77-82.

# 第四章
# 托槽与带环黏结强度测试技术

　　托槽与带环在牙釉质面上的定位黏结是矫治成功的关键。托槽底板结构不同、黏结材料不同均会影响托槽与牙釉质面间的黏结强度。关于黏结强度，医生更多的关注点在于托槽与牙釉质面间最佳的黏结强度的实验研究，做到既要保证在矫治过程中，托槽能承受空间三维作用力，不会由于黏结剂黏结强度低而发生托槽脱落，影响矫治效果；又要考虑当完成矫治后去除托槽时，不会因黏结剂黏结强度过高造成牙釉质面点剥蚀而造成损伤。为此，除需要做黏结材料自身的黏结强度性能的实验（抗拉伸、抗剪切强度值）外，还应测试不同黏结材料、不同托槽、不同托槽底板与牙釉质面黏结后产生的黏结强度值。国内外均有相应的测试装置用于测试托槽与牙釉质面黏结后的拉伸黏结强度和剪切黏结强度。

## 第一节　离体牙釉质面与托槽间黏结强度测试

### 一、离体牙釉质面与托槽间黏结拉伸强度测试

#### 1. 托槽黏结拉伸强度测试装置组成

　　托槽黏结拉伸强度测试装置由托槽微型夹嘴钳、压缩弹簧、导向轴杆、元宝螺母、导向定位轴、固位支撑架、固位支撑架凹槽、固位支架凹槽孔、拉伸中心定位轴杆、拉伸中心定位连接螺栓、测试托槽、托槽翼钩、托槽底板、离体牙、自凝树脂块、基座胎拉伸定位胎夹具框架、定位框、定位螺栓组成，如图4-1所示。

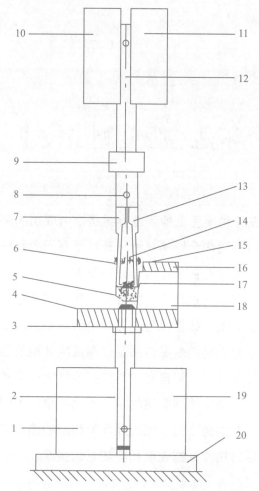

1—万能拉伸机机座夹头（下）；2—拉伸中心定位轴杆（下）；3—定位螺栓；4—基底胎拉伸定位胎夹具框架；

5—离体牙；6—导向轴杆；7—微型夹嘴钳（左）；8—定位销；9—固位支撑架；10—万能拉伸机拉伸夹头（左）；

11—万能拉伸机拉伸夹头（右）；12—拉伸中心定位轴杆（上）；13—微型夹嘴钳（右）；

14—压缩弹簧；15—元宝螺母；16—托槽样本；17—定位框；18—自凝树脂定位块；

19—万能拉伸机机座夹头（左右）；20—底座

图4-1    托槽黏结拉伸强度测试装置

## 2. 托槽黏结拉伸强度测试程序

托槽样本制备。按照临床常规操作，在离体牙上黏结托槽，固化24 h，再置入37 ℃人工唾液中浸泡，24 h后取出，吹干备用。

制作自凝树脂定位块。以垂直中心线为定位基准，将托槽样本的离体牙定位于基底胎拉伸定位胎夹具框架的定位框中，再灌入调拌好的自凝树脂，固化24 h后，完成定位块制备，如图4-2所示。

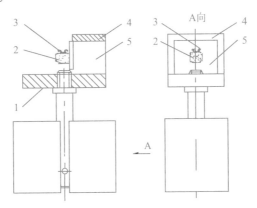

1—基底胎拉伸定位胎夹具框架；2—离体牙；3—托槽样本；4—定位框；5—自凝树脂定位块

图4-2　牙冠托槽树脂定位块制备装置

　　测试。先用万能拉伸机机座夹头将拉伸中心定位轴杆夹紧后，即将拉伸测试样本自凝树脂块置入基底胎拉伸定位胎夹具框架的定位框中调整托槽中心与框架垂直中心吻合后，用内螺母紧固好，再组装托槽微型夹嘴钳。先把拉伸中心定位轴杆插入万能拉伸机拉伸夹头中夹紧，启动万能拉伸机电机，拉伸夹头以2 mm/min的速度匀速向上移动，使拉伸微型夹嘴钳刚好能夹住托槽翼钩下位置，并将翼钩夹紧后再启动电机，拉伸微型夹嘴钳从而沿垂直中心线匀速向上拉动托槽，并自动记录载荷与位移曲线，直到托槽与离体牙釉质面分离，即完成托槽抗拉伸黏结强度力值的测试，如图4-3所示。

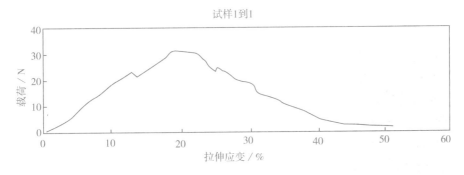

| 拉伸应力<br>/ MPa | 0.2%屈服极限<br>/ MPa | 弹性模量<br>/ GPa | 抗拉强度<br>/ MPa |
|---|---|---|---|
| 2.44031 | 1.32213 | 17.32241 | 30.66584 |

图4-3　托槽黏结拉伸强度测试曲线

### 3. 拉伸黏结强度测试用装置

多年来哈尔滨医科大学、北京大学口腔医学院、太原红十字中心医院口腔正畸学科的专家及研究生，运用这套测试装置（图4-1）完成科学实验及研究工作，并取得可喜成果。托槽万能微型夹嘴钳机构，可精准测试各种托槽与离体牙黏结后的拉伸强度。其关键创新技术包括：测试样本–离体牙黏结托槽–定位树脂块的制作；测试过程中，均沿同一个中心运行，完成精准测试；下部有轴杆、基底胎拉伸定位胎夹具框架，可确保托槽按中心定位；而上部中心准确定位，是由拉伸中心定位上轴杆、固位支承架、导向定位轴实施，可确保托槽拉伸微型夹嘴钳在同一中心线上实现精准微调。此种安装测试能保证完成各种托槽、不同底板、不同黏结剂黏结在离体牙上其拉伸黏结强度的精准测试，真正解决了口腔正畸临床中精准测试的技术难题，具有实际应用的可行性。

## 二、离体牙与托槽间黏结剪切强度测试

### 1. 托槽黏结剪切强度测试装置

托槽黏结剪切强度测试装置如图4-4所示。托槽黏结剪切强度测试装置经过精密机械加工制备而成，可进行托槽黏结剪切强度的精准测试。主要由托槽剪切定位胎

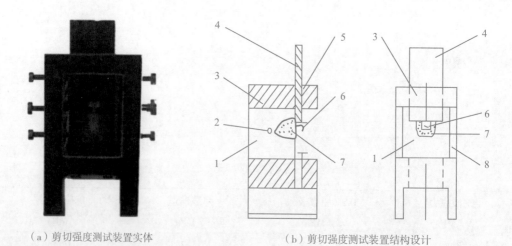

（a）剪切强度测试装置实体　　　　　　　　（b）剪切强度测试装置结构设计

1—自凝树脂块；2—紧固螺孔；3—托槽剪切定位胎座主体；4—托槽剪切压板；

5—垂直孔槽；6—托槽；7—离体牙；8—托槽剪切样本定位框

图4-4　托槽黏结剪切强度测试装置

座主体、托槽剪切样本定位框、托槽垂直剪切压板、垂直孔槽、紧固螺孔、压头、离体牙、托槽、托槽翼钩组成。其中托槽剪切定位胎座主体水平面上的垂直孔槽，能容纳托槽剪切压板沿垂直中心线上、下垂直滑动，托槽剪切压板下端可使剪切精准作用在测试托槽的水平面上，使托槽受到真正剪切力，精确测试黏结剪切强度力值。

托槽-离体牙-自凝树脂块剪切样本的制作，也是沿垂直中心线定位离体牙牙冠中心和托槽中心，在托槽剪切样本定位框中定位自凝树脂块，将其紧固后即可测试托槽黏结剪切强度。

## 2. 托槽黏结剪切强度测试程序

托槽样本制备。按照临床常规操作，在离体牙上黏结托槽，固化24 h，再置入37 ℃人工唾液中浸泡，24 h后取出，吹干备用。

托槽剪切样本在托槽剪切样本定位框中定位。使托槽立面中心与万能拉伸机垂直中心重合，并向定位框中灌入自凝树脂，待固化24 h后取出。测试时，将托槽剪切定位胎座主体放在万能拉伸机机座平台上，把自凝树脂块置入定位框中，使立面托槽在定位框外的空间足够托槽垂直剪切压板沿垂直槽孔插入，一端压板刚好在托槽上剪切时，用紧固螺母在紧固螺孔处紧固自凝树脂块后，启动万能拉伸机电机，万能拉伸机压头以2 mm/min的速度匀速下压，直至将托槽从离体牙上剪切掉，并自动记录载荷与位移曲线，测得托槽黏结剪切强度力值。

# 第二节 带环黏结强度测试

用离体磨牙在口外黏结带环仿真模拟进行抗拉伸、剪切强度测试。

## 一、传统带环与开口带环黏结测试样本的制备

### 1. 离体磨牙预处理

选取离体第三磨牙40颗，其中随机选取20颗离体磨牙黏结传统带环（A组），其余20颗离体磨牙黏结开口带环（B组），所有颊面管均焊接至颊面带环的1/3处，即带环龈方最边缘与颌方近远中边缘嵴处。带环的龈边缘要在釉牙骨质界以上，用

超精密形状尺寸测量仪可测得带环的内表面积。

筛选离体第三磨牙。要求牙冠完整、无龋坏、无矿化、无菌斑、无隐裂及未经充填修复治疗。

具体步骤如下。

（1）对离体磨牙进行脱脂、脱水处理，去除牙周软组织。

（2）对离体磨牙进行酸蚀处理，使用37%的磷酸酸蚀剂酸蚀40 s。

（3）按ISO/TR 10271标准配置人工唾液：$Na_2S \cdot 2H_2O$ 11 mg、NaCl 400 mg、KCl 400 mg、$Na_2HPO_4 \cdot 2H_2O$ 780 mg、$CaCl_2 \cdot 2H_2O$ 795 mg、Urea（尿素）1000 mg、蒸馏水1000 mL。

## 2. 离体磨牙黏结带环

先对传统带环、开口带环进行喷砂处理；然后，用金属清洗剂对传统带环、开口带环超声清洗4 h，并用清水冲洗干净；最后，再用无水乙醇、乙酸丁酯对两种带环完成脱水、脱脂处理，并置入真空干燥器中，干燥6 h待用。

离体磨牙黏结带环方法如下。

1）选用黏结剂

（1）传统玻璃离子水门汀黏结剂的组成。

粉：氟铝硅酸钙玻璃粉（$SiO_2$、$Al_2O_3$、$CaF_2$、$Na_3AlF$）；

液：50%聚烯烃酸水溶液。

（2）树脂加强型玻璃离子黏结剂。

铝硅酸盐玻璃与聚丙烯酸（酸碱）反应生成聚酸钙凝胶。

甲基丙烯酸羟乙酯（HEMA）与BiS-GMA树脂的聚合反应，形成聚HEMA/BiS-GMA基质。

2）离体磨牙黏结传统带环和开口带环

（1）在十万分之一电子天平上定量称取两种黏结剂，按粉液比及固化时间调和好。

（2）在制备好的传统带环、开口带环的内弧面上，涂抹好调和好的黏结剂，分别压紧（2 N的力）在离体磨牙牙冠处（图4-5），固化3 min。

（3）将黏结样本放入37 ℃的人工唾液中浸泡24 h后取出，放进烘干箱里，调整至80 ℃烘干6 h后取出待用。

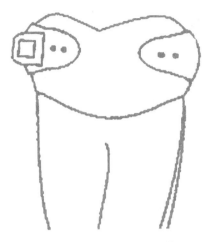

图4-5　离体磨牙黏结开口带环

3. 制备带环黏结垂直方向拉伸黏结强度（TBS）、水平方向剪切黏结强度（SBS）测试样本

1）带环黏结垂直方向拉伸强度测试样本制作

（1）各选取10颗离体磨牙黏结两种带环的样本，放入标准不锈钢定位框中，按每个离体磨牙牙冠牙颈下2 mm处设定为标准高度，并令定位框的垂直中心线与离体磨牙长轴线相一致，使牙冠的颊侧、舌侧面的切线应平行于基座的长轴（图4-6）并定位后，用自凝树脂灌入金属框中固化24 h，样本可定位，制备好垂直方向拉伸样本。

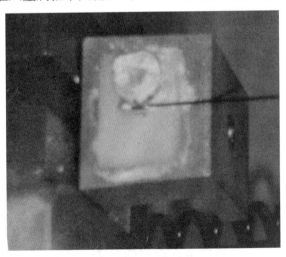

图4-6　离体磨牙黏结带环样在框中定位

（2）辅助垂直方向拉伸方丝弓：选取不锈钢方丝（0.019 in × 0.025 in），穿入带环的颊面管中并对半弯折成双向对称拉管（图4-7），制备好垂直方向拉伸样本。

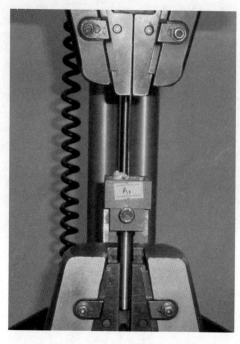

图4-7　垂直方向拉伸样本

2）制备带环黏结水平方向剪切强度测试样本

（1）各选10颗离体磨牙黏结两种带环的样本，放入标准不锈钢定位框中，将每个离体磨牙牙冠牙颈下2 mm处设定为标准高度，并令定位框的水平中心线与离体磨牙长轴线相垂直，使牙冠的颊侧、舌侧面的切线垂直于基底的长轴（图4-8）。

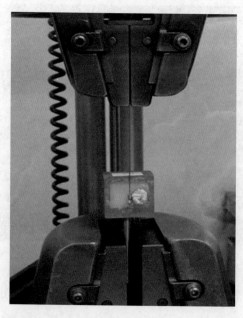

图4-8　离体磨牙黏结带环剪切样本在框中定位

定位后再将自凝树脂灌入金属框中，固化24 h，样本可定位，即制备好水平方向剪切样本。

（2）辅助水平剪切方丝弓的制备。先取6 cm不锈钢方丝（0.019 in × 0.025 in），穿入带环的颊面管中，并对方丝近中端头上焊接小金属方块（图4-9），即制备好水平剪切样本。

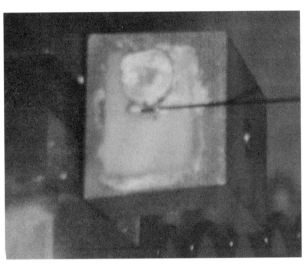

图4-9 离体磨牙黏结带环水平剪切样本在框内定位

## 二、两种带环黏结垂直方向拉伸强度测试

在万能拉伸机上，将垂直拉伸样本的拉伸方丝弓，沿拉伸机垂直中心线，用夹头夹紧方丝弓一端，启动电机并以2 mm/min的速度匀速向上拉动，方丝弓会拉动颊面管沿垂直中心线向上移动，直至带环脱落，可自动记录载荷与位移曲线，测得传统、开口带环垂直拉伸黏结强度值（图4-10、图4-11）。

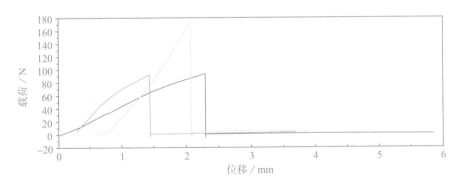

图4-10 传统带环垂直拉伸黏结强度曲线

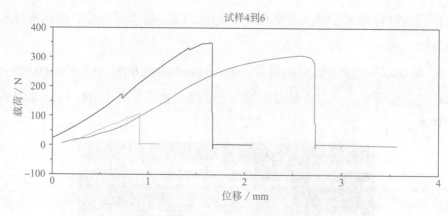

图4-11 开口带环垂直拉伸黏结强度曲线

## 三、两种带环黏结水平方向剪切强度测试

在万能拉伸机上将水平剪切样本的拉伸方丝弓，沿拉伸机垂直中心线，用夹头夹紧方丝弓自由一端，启动电机，并以2 mm/min的速度匀速向上拉动单方丝弓，因另一端焊有方块会拉动颊面管（同一方向）沿垂直中心线向上移动，直至带环脱落，可自动记录载荷与位移曲线，测得传统、开口带环水平剪切黏结强度值（图4-12、图4-13）。

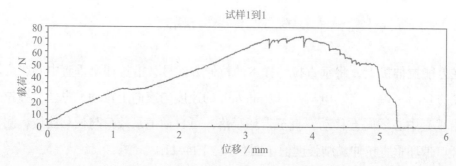

图4-12 传统带环水平剪切黏结强度曲线

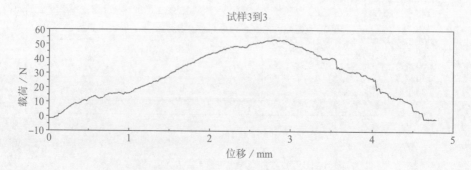

图4-13 开口带环水平剪切黏结强度曲线

## 四、离体磨牙釉质面上黏结剂残留指数（ARI）测定

关于黏结剂残留指数（ARI）的测定，是评价黏结剂和牙釉质、金属附件黏结强度的一项指标。

先用显微镜（10×）观察带环从离体磨牙上被拉断、剪断后，残留在离体牙釉质面上的树脂黏结剂的量，并对残留在带环内凹面上黏结剂折算成ARI指数评分。

ARI计分法分五级：5分代表离体牙釉质面上没有残留的黏结剂；4分代表离体牙釉质面上有少于10%的黏结剂残留；3分代表离体牙釉质面上有1/2黏结剂残留；2分代表离体牙釉质面上有超1/2黏结剂残留；1分代表离体牙釉质面上全部是黏结剂残留。

## 五、实验测试结果

采用统计学分析软件SPSS13.0，应用双因素方差分析对磨牙黏结两种带环、黏结剂对其黏结垂直方向拉伸、水平方向剪切强度进行统计学分析，并采用单因素方差分析对开口带环垂直、水平方向加载后的黏结强度测试进行统计学分析。ARI积分采用秩和（Kruskal-Wallis）H检验，当$P<0.05$为差异有统计学意义。

### 1. 离体磨牙黏结带环黏结强度双因素方差分析

离体磨牙黏结带环黏结强度双因素方差分析结果，可得到两种带环、黏结剂对磨牙黏结强度是否有显著性影响及相互间的影响。由表4-1中可见，带环形状不同、黏结剂不同，对磨牙黏结带环的水平方向剪切强度有交互影响（$P<0.05$）及垂直方向拉伸强度均有显著差异性（$P<0.05$）。

表4-1　磨牙带环黏结强度方差分析

| 来源 | 平方和（SS） | 自由度 | 均方（MS） | $F$值 | Significance |
|---|---|---|---|---|---|
| 传统带环形状 | 2.101 | 1 | 2.101 | 983.243 | 0.000* |
| 黏结剂种类 | 0.039 | 1 | 0.039 | 18.332 | 0.000 |
| 开口带环形状 | 0.018 | 1 | 0.018 | 8.228 | 0.006 |
| 误差 | 0.120 | 56 | 0.002 | | |
| 校正总计 | 2.277 | 59 | | | |

注：*代表$P<0.05$。

## 2. 离体磨牙黏结带环黏结强度

离体磨牙黏结带环黏结强度见表4-2。由表4-2可知，同样用传统玻璃离子黏结剂黏结，其黏结强度开口带环小于传统带环；而用树脂加强型玻璃离子黏结，其黏结强度开口带环高于传统带环，并有显著统计学差异（$P<0.05$）。

表4-2　两种带环的黏结强度（MPa）

| 类型 | 黏结剂 | 极大值 | 极小值 | 最大黏结强度 |
|---|---|---|---|---|
| 传统带环 | 传统玻璃离子 | 0.532 | 0.413 | 0.466 ± 0.056 |
| | 树脂加强型玻璃离子 | 0.962 | 0.783 | 0.875 ± 0.073 |
| 开口带环 | 传统玻璃离子 | 0.483 | 0.425 | 0.449 ± 0.018 |
| | 树脂加强型玻璃离子 | 0.837 | 0.728 | 0.789 ± 0.036 |

## 3. 开口带环黏结磨牙黏结强度

开口带环黏结磨牙黏结强度见表4-3。由表4-3可知，开口带环黏结强度垂直方向（拉伸）、水平方向（近中、远中方向剪切）均有统计学差异$P<0.05$。垂直方向拉伸黏结强度值最小。

表4-3　开口带环黏结强度（MPa）

| 组 | 变化范围 | 最大力值 |
|---|---|---|
| 垂直向拉伸 | 0.73 ~ 0.83 | 0.78 ± 0.02 [a, b] |
| 水平向剪切（近中向） | 2.42 ~ 2.91 | 2.67 ± 0.14 [a] |
| 水平向剪切（远中向） | 0.97 ~ 1.21 | 1.13 ± 0.09 |

注：a. $P<0.05$，vs. 远中向；

　　b. $P<0.05$，vs. 近中向.

## 4. 黏结剂残留指数ARI分析

黏结剂残留指数ARI分析见表4-4、表4-5。ARI计分结果为：用传统玻璃离子黏结传统带环中8颗为3分，10颗为4分，2颗为5分；用树脂加强型玻璃离子黏结传统带环中12颗为3分，6颗为2分，2颗为1分；用传统玻璃离子黏结开口带环中9颗为

3分，11颗为4分；用树脂加强型玻璃离子黏结开口带环中10颗为3分，9颗为2分，1颗为1分。

表4-4 传统带环两种黏结剂ARI计分结果

| 组　　别 | ARI计分 | | | | |
|---|---|---|---|---|---|
| | 1 | 2 | 3 | 4 | 5 |
| 传统玻璃离子 | 0 | 0 | 8 | 10 | 2 |
| 树脂加强型玻璃离子 | 2 | 6 | 12 | 0 | 0 |

表4-5 开口带环两种黏结剂ARI计分结果

| 组　　别 | ARI计分 | | | | |
|---|---|---|---|---|---|
| | 1 | 2 | 3 | 4 | 5 |
| 传统玻璃离子 | 0 | 0 | 9 | 11 | 0 |
| 树脂加强型玻璃离子 | 1 | 9 | 10 | 0 | 0 |

可以看出用树脂加强型玻璃离子水门汀黏结磨牙可获得较高的黏结强度；而带环一侧黏结剂的黏结强度，传统玻璃离子黏结剂的黏结强度稍高。

5. 黏结强度测试结果

（1）开口带环用树脂加强型玻璃离子黏结，黏结强度见表4-6，拉伸和剪切曲线如图4-14和图4-15所示。

表4-6 垂直拉伸、水平剪切强度

| 样组 | 载荷方向 | 载荷 / N | 黏结强度 / MPa |
|---|---|---|---|
| 1 | 垂直 | 85.50166 | 0.81 |
| 2 | 垂直 | 80.42760 | 0.72 |
| 3 | 近中 | 103.79667 | 0.97 |
| 4 | 近中 | 301.80085 | 2.61 |
| 5 | 远中 | 139.64896 | 1.20 |
| 6 | 远中 | 324.40920 | 2.72 |

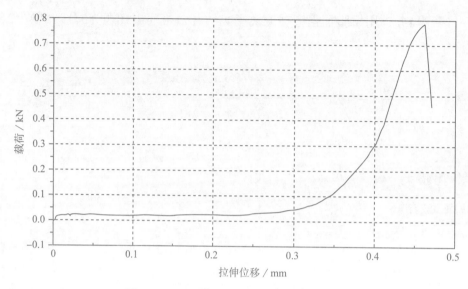

图4-14 开口带环垂直拉伸载荷–位移曲线

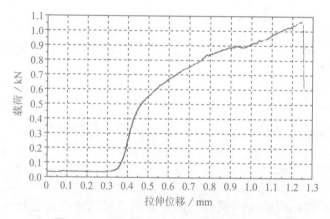

图4-15 开口带环水平剪切载荷–位移曲线

（2）传统带环用传统玻璃离子黏结，黏结强度如图4-16、图4-17所示。

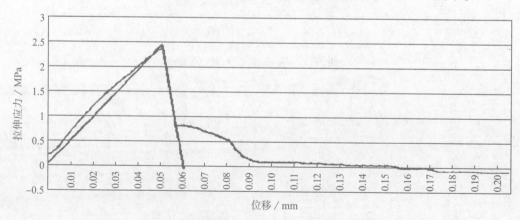

图4-16 传统带环垂直拉伸载荷–位移曲线

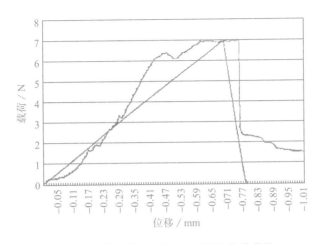

图4-17　传统带环水平方向载荷-位移曲线

## 六、影响黏结强度的主要因素

导致带环自牙体牙冠上脱落的因素主要涉及带环形状、黏结剂、牙体。

（1）带环形状因素。从磨牙结构形状来看，有牙冠𬌗方缩窄、中部较宽、颈部又缩窄的特点，而传统带环的内侧呈直筒形，与牙冠𬌗1/3处及倒凹以下的颈1/3部分处贴合性较差，当黏合时磨牙带环是垂直方向就位，则倒凹龈方以下的带环就无法与牙冠密贴，则黏结剂分布不均匀，导致黏结剂内部受力不均匀，结合不稳固。再则，垂直戴入时，牙冠高点会将黏结剂挤压溢出，造成带环局部无黏结剂，使黏结剂分布不均匀，这样不仅影响带环固位强度，还会为软垢的堆积、细菌的繁殖提供场所。相比开口带环𬌗方的内聚设计，龈方倒凹设计，与牙冠外形相近，所以黏合比较密贴，内表面黏结剂分布均匀，黏结剂固化后所受的内聚力也较均匀，所以内部固化强度高。另外，传统带环还需硬性分牙，开口带环近中为开口设计，使带环在试戴、黏结就位时黏结剂会更密贴牙齿。

（2）黏结剂的使用。根据ARI指数来评价两种黏结剂与牙釉质的黏结性能，指数越高，与牙体黏结性能越低，而与带环的黏结性能越高；相反，指数越低，与牙体黏结性能越高，与带环的黏结性能就越差。使用传统玻璃离子黏结剂，ARI指数分值较高，说明黏结剂与牙齿的黏结强度较差，黏结剂断裂部位会在牙釉质和黏结剂的黏结界面处；黏结剂与带环的黏结强度较强，在带环内表面会残留大部分黏结剂，导致带环容易脱落。而使用树脂加强型玻璃离子黏结剂，ARI指数分值较低，则与牙体黏结强度较强，黏结剂与金属带环的黏结强度较弱，黏结剂的断裂多发生在黏结剂与带环的黏结界面上。

（3）牙体选择的影响。一是磨牙与带环不易配套，按磨牙的结构特征分为大、中、小和小小四个型号，若改换第一磨牙为第三磨牙，结构尺寸差异较大，对黏结结果会有影响；二是牙冠的形态各异，尤其是第三磨牙变异最大，而该实验测试对磨牙的结构尺寸测量上，只限于牙冠水平、垂直方向长度的测量，未做弧度的测量，而每个磨牙的牙冠弧度都不同，牙冠外形高点以下的倒凹区面积也存在差异，开口带环设置内弧形，就有利于黏结剂的固位与边缘的封闭；三是离体牙存储时间的影响，时间越久，腐败变质物质在牙体上会越多，影响黏结效果，实验样本均放入4 ℃人工唾液中浸泡，也会使黏结强度下降；四是人为操作的影响，对黏结时间掌控不好，也影响最后固化的黏结强度。为减少人为因素，实验均由同一人操作，按技术要求、说明书进行带环与磨牙的黏结，在电子显微镜观察到黏结剂中产生的气泡也会影响最终黏结强度值。

# 第三节　US63085791B1测试装置与托槽黏结剪切强度测试技术

国内外关于牙釉质面黏结托槽后，其黏结拉伸、剪切强度的测试，均采用仿真模拟方式进行实验研究。US63085791B1测试装置可以完成对离体牙釉质面黏结托槽样本进行剪切，测试其黏结强度。

## 一、US63085791B1黏结棒剪切强度测试装置的组成

测试装置组合样件主要由测试件外壳、黏结棒、测试组合件、离体牙组成（图4-18）。

制模平台由平台外圆、平台端面、圆筒、圆外围、模具、成型平台组成（图4-19）。

夹紧装置由测试组合件、制模平台、导柱、旋螺母、压紧组件组成（图4-20）。

剪切机构由黏结棒、剪切十字头、自凝树脂、离体牙、组合样件组成（图4-21）。

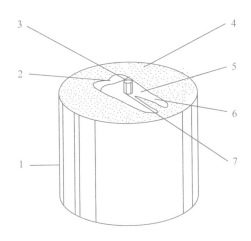

1—测试件外壳；2—离体牙牙冠；3—黏结棒；

4—测试组合件；5—离体牙；6—牙本质；7—黏结处

图4-18　组合样件

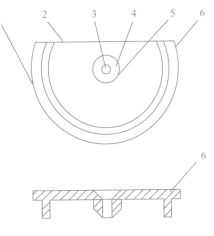

1—平台外圆；2—平台端面；3—圆筒；

4—圆外围；5—模具；6—成型平台

图4-19　制模平台

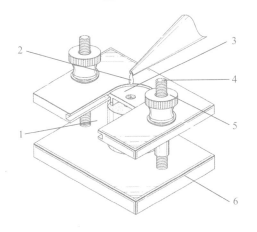

1—测试组合件；2—黏结剂；3—制模平台；

4—导柱；5—旋螺母；6—压紧组件

图4-20　夹紧装置

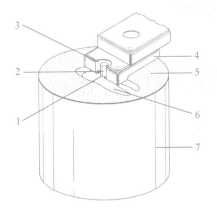

1—黏结处；2—黏结棒；3—十字头凹槽；4—剪切十字头；

5—自凝树脂；6—离体牙；7—组合样件

图4-21　黏结剂剪切机构

## 二、US63085791B1测试装置模拟托槽剪切强度测试程序

如图4-21所示，先用黏结棒代替托槽在离体牙牙冠处用黏结剂实施黏结，并将离体牙、黏结棒在测试外壳中加灌自凝树脂固位，制备好组合样件；将组合样件在夹紧装置中定位紧固压紧，由圆孔处注入自凝树脂实施牙体与黏结棒的黏结，固化24 h后启动十字头凹槽完成对黏结棒的剪切，并测试其剪切强度。

### 三、对US63085791B1剪切强度测试装置的分析

按上述对黏结棒完成剪切强度测试可知（图4-18、图4-19、图4-20、图4-21），它是将黏结棒用黏结剂黏结到牙体牙本质的黏结处固化后，进行黏结剪切强度测试，即十字头板对黏结棒通过弧形十字头接触面实施水平剪切，使十字头板接触压头面与剪切测试组合件的表面包埋料平行，并对黏结棒实施水平剪切力，再通过大圆孔连接测试仪器记录剪切黏结强度力值。

该装置既无测试中心的精准定位、精确配合，又不能对各种托槽黏结在牙齿釉质面上后作剪切强度测试，而且这套剪切黏结强度测试装置，是由测试组合件、制模成型平台、夹紧组件等80多个部件组成，不能测试离体牙黏结托槽后真正的黏结剪切强度。

### 参考文献

[1]祝永涛.氟保护剂预防釉质脱矿效果及对托槽黏结剂强度影响［J］.深圳中西医结合杂志，2019，29（24）：181-182.

[2]操亚波，傅露，李伯休.基于数字化设计和选区激光融化成形的个性化托槽黏结强度研究［J］.中国医师杂志，2019，21（7）：1053-1056.

[3]郑贺，吴立鹏，裴冬冬，等.不同纯钛表面处理方式对托槽黏结强度的影响［J］.微量元素与健康研究，2019，36（5）：70-71.

[4]刘玮璠.Er，Cr：YSGG激光处理氧化锆修复体表面增强其托槽黏结强度的研究［D］.唐山：华北理工大学，2019.

[5]Alfonso Parra Reyes.黏结剂的不同操作流程对托槽黏结强度的影响［D］.大连：大连医科大学，2019.

[6]王守东，杨陆一，宁磊，等.3种金属底板托槽喷砂处理前后黏结强度的比较及其意义［J］.吉林大学学报（医学版），2018，44（5）：949-954.

[7]宁磊，杨陆一，王守东，等.树脂老化时间及硅烷偶联剂对金属托槽黏结强度的影响［J］.吉林大学学报（医学版），2018，44（4）：764-769.

[8]李宁，王星.不同黏结材料及表面处理方法对瓷与托槽黏结强度的影响［J］.临床医学研究与实践，2018，3（11）：97-98.

［9］梁立硕. 金属托槽与美塑树脂及玻璃离子充填体黏结的研究［D］. 唐山：华北理工大学，2018.

［10］刘刚. 两种正畸黏结剂黏结强度的体外实验研究［D］. 合肥：安徽医科大学，2018.

［11］常琳，张端强. 正畸间接黏结技术进展的研究［J］. 口腔医学研究，2017，33（6）：681-684.

［12］张蓓. 比较口腔正畸治疗中两种托槽黏结方法的临床观察［J］. 临床医药文献电子杂志，2017，20（4）：3783.

［13］姜海巍，石旭旭，白莉学，等. 不同表面处理方法对陶瓷托槽与不同瓷修复体黏结强度影响的研究［J］. 口腔医学研究，2016，32（5）：453-455，459.

［14］荆得宝，王丽琴，胡玉凤，等. 氯己定预处理牙本质后对自酸蚀黏结剂黏结效果的影响［J］. 上海口腔医学，2020，29（2）：150-154.

［15］宋召龙，李艳萍，李思宁，等. 铒激光备洞对牙体与充填体间纳米渗漏和黏结强度的影响［J］. 口腔医学，2020，40（1）：35-38.

［16］SCHMALZ G. Cements and ceramics. In：Schmalz G, Arenholt-Bindlev D, eds. Biocompatibility of Dental Materials［J］. Berlin, Germany： Springer, 2009：139-187.

［17］卫晓霞，杨四维. 树脂加强型玻璃离子水门汀性能的研究现状［J］. 国外医学口腔医学分册，2005，32（6）：423-425.

［18］JOHNSON N. Orthodontic banding cements［J］. J Orthod, 2000, 27：283-284.

［19］MENNEMEYER V A. NEUMAN P, POWERS J M. Bonding of hybrid ionomers and resin cements to modified orthodontic band materials［J］. Am J Orthod Dentofacial Orthop, 1999, 115：143-147.

［20］MILLETT D T, KAMAHLI K, MCCOLL J. Comparative laboratory investigation of dual-cured vs.conventional glass ionomer cements for band cementation［J］. Angle Orthod, 1998, 68：345-350.

［21］MILLETT D T, DUFF S, MORRISON L, et al. In vitro comparison of orthodontic band cements［J］. Am J Orthod Dentofacial Orthop, 2003, 123：15-20.

［22］MILLETT D T, CUMMINGS A, LETTERS S, et al. Resin-modified glass-ionomer modified composite or conventional glass ionomer for band cementation an in vitro evaluation［J］. Eur J Orthod, 2003, 25：609-614.

［23］PITHON M M, SANTOS R L D, OLIVEIRA M V D, et al. Metallic brackets bonded with resin-reinforeed glass ionomer cements under different enamel conditions［J］. Angle Orthod, 2006, 76

（4）：700-704.

［24］GLEITER H. Nanostructured materials：basic concepts and microstructure［J］. Acta Materialia，2000，48：1-29.

［25］娄清玲. 黏结型颊面管在固定正畸中的应用［J］. 中国当代医学，2007，3（2）：63-64.

［26］尹艳春，侯景秋，彭惠，等. 直接黏结型颊面管在正畸中的应用现状和前景［J］. 国际口腔医学杂志，2010，37（2）：214-217.

［27］袁元. 直接黏结颊面管与带环颊面管在直丝弓矫治技术中的对比研究［J］. 临床口腔医学杂志，2007，23（4）：231-232.

［28］刘文，王燕，沈红. 磨牙带环与黏结式颊面管的临床应用比较［J］. 实用口腔医学杂志，2009，25（1）：135-136.

［29］DOWSING P，BENSON P E. Molar band re-use and decontamination：A survey of Specialists［J］. J Orthod，2006，33（1）：30-37.

［30］FULFORD M R，IRELAND A J，MAIN B G. Decontamination of tried-in orthodontic molar bands［J］. Eur J Orthod，2003，25（6）：621-622.

［31］周卉，陈文杰. 固定正畸中使用颊面管支抗牙与使用带环支抗牙卫生状况临床研究［J］. 医学研究杂志，2006，35（10）：63-64.

［32］徐宏志，滕瑜，李阳飞. 固定正畸儿童的牙周状况分析［J］. 牙体牙髓牙周病学杂志，2004，11（4）：145.

# 第五章
# 弓丝与托槽间摩擦力的基本概念

　　弓丝与托槽的相对运动产生摩擦力，始终是直丝弓矫治技术的重要难题之一。由于摩擦力的产生，可使矫治牵引力减少12%～16%。因此，如何减少弓丝与托槽槽沟间的摩擦力来维持磨牙支抗就成为临床医生应该思考的一个重要课题。

　　在20世纪60年代初期，Stoner最早提出了弓丝托槽间摩擦力的概念，并进行了相应的实验研究，随着滑动机制在固定矫治技术中的广泛应用，就更要重视弓丝与托槽间的相对运动所产生的动、静摩擦力。通过临床医生多年实践，可知弓丝与托槽槽沟间产生的摩擦阻力越小越好，这样可以减少正畸的损失，并减少矫治过程给患者带来的痛苦，也会缩短矫治周期，可获得最佳的牙齿位移及稳定的生物组织改建，提高矫治效率。因而随着滑动直丝弓矫治技术的发展，弓丝与托槽槽沟间的摩擦力就成为正畸学者的研究重点。

　　为此，哈尔滨医科大学与哈尔滨工业大学合作，先后研制成功"弓丝托槽槽沟间摩擦力测试仪"（ZL200420063884.7）、牙体黏结托槽测试抗拉伸剪切强度用胎夹具，并指导研究生结合临床仿真模拟开展了十几项"弓丝托槽摩擦力"的实验研究，取得了理想的成果，为临床医生、学科专业学者提供了参考。

## 第一节　正畸弓丝与托槽间摩擦力的基本理论

### 一、摩擦力的定义

阻碍物体相对运动（或相对运动趋势）的力叫作摩擦力。两个相互接触的物体，只要接触面不是绝对光滑，在产生相对运动或存在相对运动趋势时，不可避免地就会产生摩擦力。摩擦力分为静摩擦力、滑动摩擦力、滚动摩擦力。

一般情况下，力与物体运动方向相垂直时，摩擦力的方向总是与物体运动方向相反。正畸托槽及颊面管与弓丝间产生相对滑动或存在滑动趋势造成的正畸摩擦力，也遵循力学中摩擦力的一般规律，即：

$$F=\mu N$$

式中，$\mu$是摩擦系数，为一常数，数值介于0~1；$N$是垂直作用于滑动物体上的正压力。摩擦系数与相接触物体的材质及其表面粗糙度等因素有关，对于同一组托槽与弓丝，静态摩擦系数大于动态摩擦系数；摩擦力的大小随接触物体间的正压力（N）增大而变大，两者呈正比关系。

## 二、摩擦力的存在形式

正畸弓丝与托槽间的摩擦力分为最大静摩擦力、静摩擦力和滑动摩擦力。当物体受外力作用，处于将动未动的临界状态时，所产生的抵消滑动趋势的阻力，称为最大静摩擦力。而静摩擦力介于零和最大静摩擦力值之间，当外力改变时，静摩擦力也随之改变。滑动摩擦力是指两个相接触的物体相对滑动时，所产生的抵消相对滑动的阻力。只有克服弓丝与托槽间的最大静摩擦力，弓丝与托槽发生相对滑动，此时动摩擦力才开始发挥作用。最大静摩擦力一般大于滑动摩擦力，是正畸过程中牙齿移动的先决条件。

## 三、摩擦力的组成及相互关系

Kusy和Whitley指出，牙齿沿弓丝的移动过程是间歇的、不连续的，同时伴有一系列的倾斜和竖直运动。Thorstenson等一致认为，滑动摩擦阻力（$RS$）由三部分组成：经典摩擦力（$FR$）、约束力（$BI$）和刻痕力（$NO$），即$RS=FR+BI+NO$。弓丝在托槽的槽沟中以钝化状态和活化状态两种形式存在。钝化状态时弓丝与槽沟间的$\theta$角小于临界角$\theta_c$（弓丝恰好与托槽槽沟的两端均有接触时所形成的角），即$\theta<\theta_c$时，弓丝与托槽间存在间隙，此时滑动阻力由摩擦力构成，即$RS=FR$；当$\theta=\theta_c$时，弓丝与托槽间出现约束力，即$RS=FR+BI$，这一状态也称为活化状态；当$\theta>\theta_c$时，托槽与弓丝间的刻痕力出现，即$RS=FR+BI+NO$。Kusy和Whitley认为：

$$\theta_c = 57.32 \left[ 1-(W/S) \right] / (B/S)$$

式中，$W$为弓丝截面的面积大小；$S$为托槽槽沟的大小；$B$为托槽近远中宽度。经计算 $\theta_c$ 的最大理论值为3.7°，即在 $\theta_c$ 小于约4°时，弓丝与托槽间产生相对滑动。因此，要使弓丝与托槽间产生相对有效的滑动，应尽可能使它们处于钝化状态，避免活化状态的出现。并认为研究滑动机制产生的正畸摩擦力时，单纯具有弓丝或托槽的概念是不够的，弓丝与托槽组合的概念也不容忽视。

## 四、牙齿运动的力学分析

Tidy认为，牙齿沿弓丝滑动并非是一个平滑连续的过程，而是由一系列短小行程断续完成的。以拉动尖牙向远中移动为例，Drecher将移动过程分为四个阶段。第一阶段，牙弓完全排齐后，未对尖牙施以远中移动的力，则弓丝与托槽间无摩擦力产生。第二阶段，当对牙齿施以远中移动的力，弓丝与托槽间产生摩擦力，阻止尖牙向远中移动，一旦拉力克服弓丝与托槽间最大静摩擦力之后，由于施力点位于阻抗中心龈方，从而使尖牙向远中倾斜移动，此时动摩擦力发挥作用。第三阶段，由于尖牙向远中倾斜移动使弓丝与托槽接触区的负荷增加，动摩擦力增加，弓丝发生弹性形变，同时由于尖牙倾斜移动，使牙周组织受压变形产生抵抗力，当抵抗力足够大时，尖牙停止移动。此时牙周组织受压而产生适应性改建；若弓丝发生形变，则其回弹力使牙齿直立，这一系列变化，改变了牙齿的受力系统，即摩擦力系统改变，从而使牙齿又发生移动，这种改变使托槽沿着弓丝进行断续移动。第四阶段也是临床应用中应该避免的，即当牵引力过大时牙齿倾斜较大，使弓丝发生了永久形变，牙齿移动的方式也将改变。Tidy认为，当牵引力与牙周组织抗力、摩擦力及弓丝弹力平衡时，牙齿就停止移动，称为"摩擦力自锁"，一旦此锁结打开，摩擦力就不能完全阻止牙齿的移动。

# 第二节   弓丝与托槽间摩擦力的影响因素

早在20世纪70年代就有许多国内外学者关注正畸弓丝与托槽间摩擦力的影响因素的研究，主要从机械性因素和生物性因素这两方面进行研究。他们认为，弓丝的材质、表面结构与粗糙度、磨损、弓丝截面形状与大小、托槽的整体宽度、数量、槽沟的宽度与深度、托槽之间的距离、托槽与弓丝间的余隙及角度、滑动速度、结扎材质、方法、结扎力及振动等机械性因素均影响弓丝与托槽间的摩擦力。此外，唾液（成分、黏稠度、流速）、获得性膜、菌斑、牙石、腐蚀、生物阻力（牙周膜宽度、牙槽骨密度）、牙齿松动度、咀嚼和咬合力等生物性因素也是影响弓丝与托槽间摩擦力的重要因素。

## 一、托槽因素

### 1. 材质

不同材质的弓丝与托槽间产生的摩擦力不同。在临床使用中，对控制牙齿的移动方面，托槽的选择要比弓丝的选择更加重要。近年来，除了传统工艺的不锈钢托槽外，陶瓷托槽、硬质塑料托槽、纯钛托槽、锆托槽、烧结工艺不锈钢托槽等也广泛应用于正畸临床中。比较不锈钢、陶瓷、硬质塑料三种材质托槽的摩擦力后，发现塑料托槽的摩擦力最大，陶瓷托槽次之，最后为不锈钢托槽。从而得出塑料托槽与不锈钢丝组合产生的摩擦力最大，不锈钢托槽与不锈钢丝组合产生的摩擦力最小的结论。

#### 1）金属托槽

许多研究表明，金属托槽的摩擦阻力明显低于陶瓷托槽，这与金属表面有较好的表面粗糙度有关，在扫描电子显微镜下也可以清楚地观察到这一点。金属托槽如图5-1所示。

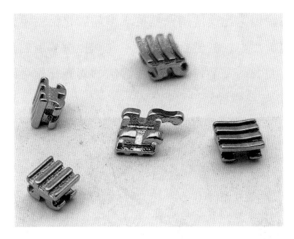

图5-1　金属托槽

2）陶瓷托槽

在显微镜下观察陶瓷托槽，可见表面疏松多孔、粗糙。当不锈钢弓丝滑过陶瓷托槽槽沟后，表面会产生明显划痕，从而增大摩擦力。

陶瓷托槽根据其组成又可分为单晶氧化铝托槽和多晶氧化铝托槽。Saunder等研究发现多晶氧化铝托槽产生的摩擦力大于单晶氧化铝托槽。多晶氧化铝托槽与镍钛丝间的摩擦系数最大，原因在于多晶陶瓷托槽表面粗糙的结构纹理与在其表面滑动的弓丝产生锉刀样滑动，从而导致摩擦力增大；而相对光滑的单晶陶瓷托槽与镍钛丝间也有较大的摩擦系数，原因在于单晶陶瓷托槽有坚硬、锐利的边缘，其硬度超过任何一种正畸用金属弓丝，即当弓丝沿陶瓷托槽槽沟滑动时，陶瓷边缘切削弓丝产生较大摩擦力。故不锈钢弓丝与陶瓷托槽组合时，摩擦力增大，牙齿移动速度减慢，不利于牙齿移动。Keith等观察到，不论哪种陶瓷托槽（单晶或多晶），放入槽沟的弓丝表面都有磨损，这与陶瓷托槽的摩擦力比不锈钢托槽摩擦力大有关。而Downing却认为陶瓷托槽与不锈钢托槽的摩擦力无显著性差异。Kusy研究发现使用同样的不锈钢弓丝时，不锈钢托槽产生的动摩擦系数比陶瓷托槽产生的动摩擦系数小，其原因在于陶瓷托槽内部固有的化学结构，而不是陶瓷托槽表面比不锈钢托槽粗糙。陶瓷托槽如图5-2所示。

3）复合式陶瓷托槽

复合式陶瓷托槽即嵌有金属槽沟的陶瓷托槽，这种托槽既满足患者对配戴固定矫治器美观的需求，又减小矫治过程中陶瓷托槽所产生的摩擦力等不利因素。Cacciafesta认为内置金属槽沟的陶瓷托槽所产生的摩擦力介于不锈钢托槽和传统陶瓷托槽之间。18K金复合式托槽的槽沟要优于不锈钢槽沟的托槽。植入二氧化硅层的陶瓷托槽，所产生的摩擦力比其他陶瓷托槽（多晶氧化铝、不锈钢槽沟的多晶氧化铝、单晶蓝宝石托槽）要小，甚至可与传统不锈钢托槽产生的摩擦力不相上下。因此，有学者认为，在美观需要上，内置金属槽沟的陶瓷托槽可以代替不锈钢金属托槽。复合陶瓷托槽如图5-3所示。

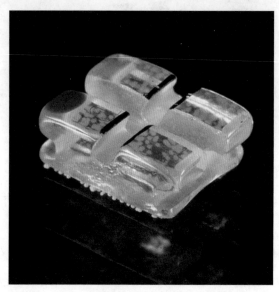

图5-2　陶瓷托槽

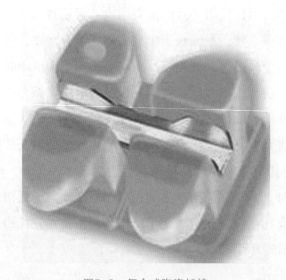

图5-3　复合式陶瓷托槽

4）锆托槽

锆托槽具有陶瓷的美观性、较好的力学性能（坚硬、抗磨损、抗压、摩擦系数小）、在口腔唾液或湿润条件下良好的稳定性等优点。锆托槽如图5-4所示。

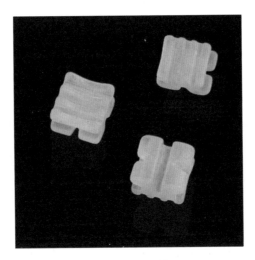

图5-4 锆托槽

### 5）纯钛托槽

纯钛托槽有良好的抗腐蚀性和生物兼容性，研究发现纯钛托槽与不锈钢弓丝间的摩擦力特性不同于不锈钢托槽。多数研究认为，随着弓丝尺寸的增大，弓丝与不锈钢托槽槽沟间的摩擦力随之增大；而纯钛托槽则相反，摩擦力随弓丝尺寸的增大而减小，这与钛金属的化学结构和机械特性有关。

### 2. 托槽宽度

托槽宽度是托槽设计中的一个重要因素，对摩擦力的影响一直是研究的焦点之一。值得注意的是，对摩擦力起决定性作用的是槽沟的长度，并非整个托槽的宽度或牙齿的宽度。Frank和Nikolai认为，托槽宽度越小产生摩擦力越小，这一观点得到Kapila等人的证实，但他同时认为宽托槽产生大摩擦力的原因也可能是由于结扎力的增大而造成的。Schudy认为，窄托槽提供了最佳的力学环境，托槽宽度越小，托槽限制弓丝滑动的接触面积越小，所产生的摩擦力就越小。而Omana等学者得出了截然相反的结论，对于相同种类的金属托槽或陶瓷托槽，托槽越宽产生的摩擦力越小。Kamiyama 和Sasaki等学者也得出了相同的结论。Tidy研究了托槽宽度与摩擦力的关系，发现两者成反比并满足公式：

$$P = 2F_h \lambda / w$$

式中，$P$ 为摩擦力；$\lambda$为摩擦系数；$w$为托槽宽度；$F$代表从弓丝正压力$h$点处作用的力。由此得出窄托槽的摩擦力最大。Yamaguchi等研究认为，当牵引力的施力点靠近槽沟时（冠根向），窄托槽产生的摩擦阻力显著大于宽托槽。而Kapila等研究了单翼窄托槽（0.050 in）、双翼中等宽度托槽（0.130 in）、双翼宽托槽（0.180 in）对摩擦力的影响，发现双翼中等宽度托槽的摩擦力是窄托槽的1~1.5倍，双翼宽托槽的摩擦力大约是窄托槽的2倍，此差异具有显著性意义，而中等宽度托槽与宽托槽间无显著差异。他认为宽托槽摩擦力大的原因可能与宽托槽弹性结扎圈过大的拉伸造成较大的结扎力有关。但Omana也发现，宽托槽增加了弓丝与托槽间的压力，抵消了托槽宽度带来的优势，使得摩擦力增大，认为托槽的宽度对摩擦力无影响，即得出了宽、窄托槽产生的摩擦力相同的结论。

### 3. 托槽位置

托槽位置不同会改变槽沟与弓丝间的垂直压力，从而影响摩擦力。研究发现，摩擦力随着弓丝与托槽间夹角的增大而增大。当弓丝与托槽间夹角较小时，不锈钢丝与不锈钢托槽的摩擦力最小，滑动效率最高，有人称之为"黄金标准"；当弓丝与托槽间夹角增大到一定程度时，托槽沿不锈钢丝滑动产生的摩擦力会大于沿钛合金弓丝滑动产生的摩擦力。Creekmoore认为托槽倾斜时，弓丝刚度越大，摩擦力越大；Begg托槽与弓丝为点接触，因此Begg托槽沿弓丝滑动时，摩擦力几乎为零；Tip-Edge托槽在倾斜移动时，其槽沟宽度为0.022~0.028 in，其摩擦力小于方丝托槽。

### 4. 特殊设计

#### 1）自锁托槽

自锁托槽矫治器的结构和临床特点与传统矫治器有很大的不同，能减小正畸矫治过程中产生的摩擦力是其最显著的特点。自锁托槽与传统托槽的主要区别在于利用锁夹（clip）或锁帽（cover）代替结扎丝、结扎圈固定弓丝。自锁托槽一般分为主动自锁托槽和被动自锁托槽。

由于自锁托槽与弓丝间的接触面积小，所以其产生的摩擦力小于传统托槽产生的摩擦力。而Redlich等学者认为，并非所有的自锁托槽都能产生很小的摩擦力。如打开的自锁托槽与传统不锈钢托槽同时用不锈钢结扎丝结扎且结扎力相同时，所产生的摩擦力并无区别。根据自锁托槽自锁结扎方式的不同，一般将其分为两大类：滑道式自锁托槽和弹簧夹式自锁托槽。众多研究表明，滑道式自锁托槽（如Damon托槽等，图5-5）由于槽沟闭合后形成光滑坚硬的金属滑道，金属滑道允许牙齿沿弓丝滑动过程中发生一定程度的倾斜，即使采用较粗的弓丝，也可在滑动中保持很小的摩擦力，摩擦力明显低于传统矫治器和弹簧夹式自锁托槽矫治器。同时Damon自锁托槽（滑道式）也是唯一的一种产生的摩擦力可以忽略不计的自锁托槽。但Tecco研究发现，Damon SL II托槽（滑道式）与圆丝组合时产生的摩擦力比Time托槽（弹簧夹式）与圆丝组合时产生的摩擦力小，但与方丝组合时产生的摩擦力大。当弓丝完全入槽时，滑道式托槽与弓丝间无摩擦力产生，而弹簧夹式托槽与弓丝间的摩擦力大小取决于槽沟尺寸和弓丝型号间的关系，这是由于弹簧夹式自锁托槽（SPEED等，图5-6）与其所处状态有很大关系，即当使用较小尺寸弓丝时，托槽处于被动状态，产生的摩擦力大大低于传统托槽与弓丝间的摩擦力；而随着弓丝尺寸的增加，滑动过程中牙齿的倾斜、扭转等因素将导致弓丝与槽沟间形成一定角度，促使托槽转化为主动状态，此时弹簧夹的形变或移位将对弓丝产生正压力作用，摩擦力也随之显著增大，甚至与传统不锈钢丝结扎托槽的摩擦力相差无几。

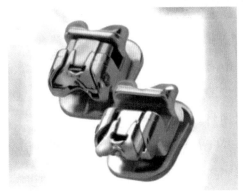
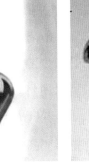
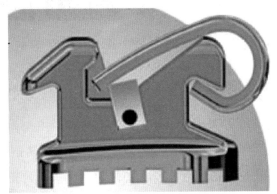

图5-5 Damon自锁托槽　　　　图5-6 SPEED弹簧夹式自锁托槽

2）三翼托槽

三翼托槽目前有Synergy托槽、LF托槽及Free-edge托槽等。Synergy托槽、LF托槽是低摩擦力托槽，主要的结构特点是有三对翼，中间一对大翼为主翼，两侧的两对小翼为侧翼，在主翼与侧翼之间设计了结扎沟。其功能特点是当结扎中间两个大翼时，结扎丝（或结扎圈）在结扎沟内（结扎沟的深度可容纳结扎圈或结扎丝，结扎沟底到槽沟底的距离大于所用弓丝截面尺寸的最大值）结扎，不与弓丝直接接触，使托槽的槽沟形成一个封闭的管道，弓丝在管中有自由活动的空间，形成松结扎，从而使弓丝可以在槽沟内无阻力地滑动，形成的摩擦力显著低于传统双翼托槽，使其具有自锁托槽的功能。当结扎两侧托槽侧翼时，则与常规的结扎固定弓丝相同，也可通过分别结扎侧翼，来矫正扭转牙等。Free-edge托槽的三对翼与上述两种托槽不同的是，其两侧小翼为斜翼，分别为近中斜侧翼和远中斜侧翼，当单独结扎中间翼时可避免结扎丝与主弓丝接触，降低摩擦力。三翼托槽如图5-7所示。

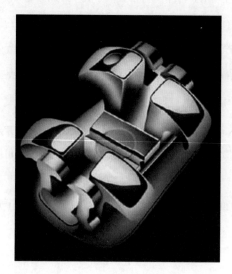

图5-7　三翼托槽

### 5. 处理方式

Jones等学者证实，脱落的托槽经电抛光处理后与新托槽相比所产生的摩擦力没有变化。Vaughan对烧结工艺制成的不锈钢托槽与传统铸造后经线切割打磨制成的不锈钢托槽进行比较，发现前者具有更为光滑、圆润的外形，其摩擦系数较后者小40%～45%。据报道，热处理及热处理后经超声波清洗的托槽与弓丝间产生的最大静摩擦力值较未经任何处理的托槽与弓丝间产生的最大静摩擦力明显减小。

## 二、弓丝因素

### 1. 材质

不同材质的弓丝与托槽间产生的摩擦力不同，目前常用的弓丝材料有：不锈钢（SS）、钴铬（Co-Cr）、镍钛（Ni-Ti）、β钛（TMA）。有研究发现，其摩擦力依次增加。弓丝材质不同，摩擦系数也就不同，而摩擦系数取决于弓丝的表面粗糙度。Kusy在研究托槽与不同弓丝（SS丝、Ni-Ti丝、TMA丝）的表面粗糙度对动摩擦系数的影响中发现，一般规律是弓丝或托槽的表面越粗糙，动摩擦系数也就越大，但TMA丝的表面粗糙度比Ni-Ti丝小，动摩擦系数却是最大的。从能谱分析（EDS）中可见，TMA丝与不锈钢托槽之间有强附着力，而在它与多晶氧化铝托槽的组合中，从扫描电子显微镜（SEM）中可见，多晶氧化铝的表面有很多严重磨损，这些都是导致其产生最大动摩擦力的原因。Michelberger等学者在2000年进一步分析TMA丝比SS丝摩擦力大的原因时也得出了相同的结论。但还有些学者认为，虽然TMA丝比SS丝和Ni-Ti丝产生的摩擦力大，但后两者所产生的摩擦力大小没有区别。而Prososki则认为，弓丝表面粗糙度与摩擦力无显著相关性。Wichelhaus发现，表面经特殊处理的Ni-Ti丝，比表面未经处理的Ni-Ti丝产生明显小的摩擦力，而两者表面的粗糙度没有区别。但临床应用后，这种表面经处理的Ni-Ti丝摩擦力明显增加，故其在正畸治疗中只能应用一次，不能重复使用。随着科技的进步，出现了钛钼合金弓丝和表面镀有聚四氟乙烯树脂或聚乙烯的弓丝。钛钼合金弓丝产生的摩擦力介于不锈钢和纯钛弓丝之间。表面镀有聚四氟乙烯树脂或聚乙烯的弓丝产生摩擦力较同种普通弓丝所产生的摩擦力小，可减小6.1% ~ 48.3%。

### 2. 型号和截面形状

对于弓丝的型号大小和弓丝截面形状对摩擦力的影响的研究，有很多学者认为，不论是方丝还是圆丝，摩擦力均随弓丝型号的增大而增大。Moore在2004年的研究中发现，在其他条件相同时，0.021 in × 0.025 in不锈钢弓丝产生的摩擦力（3.0 N）大约是0.019 in × 0.025 in不锈钢弓丝产生摩擦力（1.2 N）的3倍。Pizzoni认为，圆丝比方丝产生的摩擦力低，原因在于圆形弓丝的刚度小于方形弓丝的刚度。重复多次拉动弓丝所产生的摩擦力减小，减小的比率取决于弓丝型号大小。总之，不同材质及型号的弓丝对摩擦力的影响不同。

### 3. 表面状态异向性

正畸使用的不锈钢弓丝是采用拉拔工艺制作而成的。在拉拔过程中，加工工艺（拉拔）使弓丝表面形成有规律的微裂纹，当弓丝沿托槽槽沟相对滑动时，弓丝移动方向与弓丝拉拔丝方向异向组的摩擦力值大于同向组的摩擦力值。

### 4. 弓丝与托槽间接触关系

弓丝与托槽接触方式不同影响两者之间的垂直压力，从而影响摩擦力，从托槽的正面看，弓丝与托槽有以下三种接触方式。

（1）弓丝与托槽的龈向或殆向槽沟壁接触。

（2）托槽相对于弓丝有轻度倾斜，但弓丝与槽沟间留有间隙，弓丝只与槽沟的近中或远中接触。

（3）托槽倾斜度加大，弓丝的垂直压力分别施于槽沟的对角边缘。

例如，沿弓丝牵尖牙向远中移动过程中，三种接触方式都可能存在，区别在于弓丝与槽沟之间点、线、面的接触。其中第三种接触方式最常见。许多学者发现弓丝与托槽所成的角度是影响摩擦力的一个重要因素，且随着弓丝与托槽间角度的增加，摩擦力也随之增大。有学者研究滑动机制认为，弓丝与托槽间成角的加大，不会使摩擦力增大，而当此角超过一定程度造成弓丝与托槽紧缚，则加大了滑动阻力。Begg托槽与弓丝为点接触，因此Begg托槽与弓丝间滑动时，摩擦力几乎为零。Tip-Edge托槽在倾斜滑动时槽沟宽度可由0.022 in增至0.028 in，其摩擦力小于普通方丝托槽。

## 三、结扎因素

结扎材料、结扎力及结扎方式等结扎因素，在摩擦力的产生中起着不可忽视的作用。

### 1. 结扎材料

临床常用的结扎材料有不锈钢结扎丝和弹力结扎圈（图5-8），为了减小摩擦力又出现了表面镀有聚四氟乙烯（PTFE）层的结扎丝及表面经处理的结扎圈。虽然用弹力结扎圈结扎使弓丝入槽的力值比用不锈钢结扎丝小，但其产生的摩擦力值要比用不锈钢结扎丝大。Frank研究发现，2.2065 N结扎压力的结扎丝产生的摩擦力与弹力结扎圈产生的摩擦力相当。但近年有学者认为，用弹力结扎圈结扎所产生的摩擦力高于4.9033 N结扎压力下用不锈钢丝结扎产生的摩擦力。用弹力结扎圈结扎，弓丝与托槽间的摩擦力远大于不锈钢结扎丝产生的摩擦力，因为结扎圈的弹性特征会使其具有较大的结扎压力。Chimenti等于2005年在不同型号的弹力结扎圈对后牙段摩擦力影响的研究中，发现结扎圈的内径大小与摩擦力没有关系，但外径的大小与摩擦力有一定的正相关性，小、中型结扎圈比大型结扎圈产生的摩擦力小13%～17%，这是由于小、中型结扎圈的橡皮圈外径较小、厚度较薄所致；他还认为，有硅树脂润滑的橡皮圈比没有硅树脂润滑的橡皮圈所产生的摩擦力要小，其中小、中型有润滑的结扎圈比相应型号没润滑的结扎圈的摩擦力要小23%～34%，大型结扎圈的摩擦力相应要小36%～43%。表面镀有聚四氟乙烯（PTFE）层的结扎丝要比用不锈钢结扎丝产生的摩擦力值小。Hain的研究认为，一种表面经过光滑处理的弹力结扎圈在唾液的润滑作用下，要比其他传统的弹力结扎圈和不锈钢结扎丝产生的滑动摩擦力小60%。

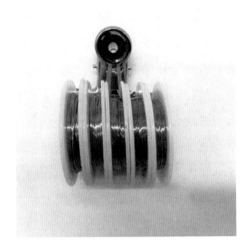 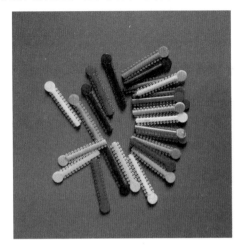

（a）结扎丝　　　　　　　　　　　　　　　　（b）结扎圈

图5-8　结扎材料

### 2. 结扎力

摩擦力与正压力成正比，在正畸中正压力与结扎力有关，研究也发现随着结扎力的增加，摩擦力也随之增加。

### 3. 结扎方式

Edwards发现用弹力结扎材料采用"8"字形结扎产生的摩擦力最大，松弛的不锈钢丝结扎产生的摩擦力小。Sims认为，表面镀有聚氨基甲酸酯的结扎丝采用"8"字形结扎要比传统结扎方式产生的摩擦力大70%~220%。自锁托槽产生的摩擦力比传统结扎方式所产生的摩擦力小。此外，Baccetti指出，一种新型被动结扎圈（NCL）比传统弹力结扎圈（CL）无论在排齐还是未排齐的牙列中，所产生的摩擦力都要小得多。

## 四、生物性因素

### 1. 唾液

目前，大多数学者都使用人工唾液、水及水溶液来代替人体唾液进行实验研究，唾液在托槽与弓丝间摩擦力影响方面所起的作用，不同学者有不同的看法。

Hain与Tselepis等认为，唾液起润滑作用，可减小滑动摩擦力。Al-Khatib等用水溶液（生理盐水、生理盐水缓冲液、葡萄糖溶液、可口可乐）模拟口腔的湿润环境，得出了同样的结论。而Stannard与Downing的研究证明，唾液或人工唾液可增加摩擦阻力。在有唾液的湿润条件和干燥条件下，弓丝与托槽间的摩擦力是不同的，但Park等学者认为，唾液所产生影响的大小主要取决于弓丝与托槽的不同组合。Kusy在干燥状态和有唾液的湿润状态下分别测量了不锈钢丝、钴铬合金丝、镍钛合金丝、β钛丝与不锈钢和陶瓷托槽间的摩擦力，发现与干燥状态相比，有唾液的湿润状态下不锈钢丝组的摩擦力增加了5%，而β钛丝组的摩擦力减小了50%，他认为唾液既可以作为黏滞剂增加摩擦力又可以作为润滑剂减小摩擦力。还有的学者发现，唾液对摩擦力的大小没有影响。

## 2. 咀嚼

咀嚼振动可使弓丝沿托槽槽沟或颊面管滑动更容易，明显减小滑动摩擦力。在早期的研究中，Andreasen等就认识到咀嚼能增加牙在牙周膜内的相对运动，减小摩擦力。随后，Thurow等也认为在矫治期间，相对小的运动能产生"步行"效应，使托槽沿弓丝运动更容易，其原因可能是极小的相对运动使托槽与弓丝界面的正压力接近零。因此，目前普遍认为咀嚼运动可使托槽与弓丝的摩擦力减小。

但有些学者却得到相反的结论，即当弓丝沿槽沟滑动时，通过咀嚼振动所产生的作用力并不能减小摩擦力。还有的学者认为，咀嚼力不但没有减小摩擦力反而大大增加了摩擦力，因为咬合力引起的牙体垂直向位移会增大托槽结扎翼对弓丝的正压力，因此弓丝与托槽结扎翼间的摩擦力随着咬合力的增加而增大。

## 3. 时效

在使用进口弓丝的情况下摩擦力随时间的改变无明显变化，但国产弓丝使用三个月后其摩擦力明显增大。材质为SR-50A（S32050）的不锈钢托槽在人工唾液环境中，随时间增加，摩擦力减小，而其他两种材质的托槽［Mini-diamond（S17400）、Archist（S30403）］则相反。

## 4. 生物抗力

生物抗力由机体内部的因素决定，如骨密度、年龄、牙根情况（数目、结构和牙根表面积）以及咬合关系，是牙齿移动的抗力之一。Drescher发现生物抗力增加会导致正压力及摩擦力的增大，且呈线性关系。

总之，正畸托槽与弓丝间的摩擦力受许多因素的影响。了解各种因素所产生的不同影响，有利于临床上合理选用托槽、弓丝及结扎方法，同时也可避免一些不利因素的影响，对于提高牙移动的效率，减小支抗损失，有特殊的临床意义。但口腔是个十分复杂的环境，托槽与弓丝间的摩擦力大小除与以上因素密切相关外，还与每个人的个人习惯有关，如饮食、卫生、语言及吞咽等。

# 第三节　弓丝与托槽间摩擦力的测试技术

## 一、摩擦力测试仪

### 1. 摩擦力测试概述

摩擦力的研究离不开摩擦力测试仪，摩擦力测试仪的精确程度很大程度上决定了实验结果的精度。据报道，国内外从事摩擦力研究所使用的摩擦力测试仪的种类不下数十种，其中有关摩擦力测试仪的运行速度和测试原理等方面的报道差别很大。测试仪最快的运行速度可达20 mm/min，往下依次为10 mm/min、5 mm/min、2.5 mm/min、1 mm/min、0.5 mm/min等。有的学者认为，测试仪的运行速度越低，越接近临床正畸过程中牙齿的移动速度，测试所得的结果就越精确。但也有学者认为，测试仪的运行速度在一定范围内对测试结果影响不大。在文献中，一些学者使用的摩擦力测试仪，其原理是测试仪牵拉弓丝，使其在托槽的槽沟中滑动。而另一些学者则使用让托槽沿测试弓丝滑动的装置。除以上两方面，摩擦力测试仪还在传感器的精确度、数据采集方式及测试功能方面有所不同。根据实验设计的具体情况，选择合适的摩擦力测试仪是实验顺利进行的前提条件。

目前，国内外口腔正畸治疗多采用直丝弓矫治技术、Begg细丝弓矫治技术及方丝弓矫治技术，即用结扎丝将弓丝结扎于托槽的槽沟中形成牵引力，牵引力通过托槽作用于正畸牙齿上，使牙齿产生位移。但在所有临床实际结扎过程中，很难准确控制作用在各个牙齿上的矫治力的大小及方向。如何控制牵引力、牙周组织抗力、摩擦力和弓丝弹力，是控制牙齿移动的关键。这一过程常需托槽沿着弓丝滑动，而当托槽沿弓丝发生滑动时，摩擦力就产生了。如何选择托槽和弓丝，克服不利的摩擦力因素，减少支抗的丧失，加速牙周组织的改建十分重要。所以，找到一个较为可靠的控制托槽与弓丝间摩擦力的方法，对临床中弓丝托槽的选择及矫治力的施加具有指导意义。即使采用的是自锁托槽，由于不同材料、不同结构之间存在的动、静摩擦力是不同的，临床上只能凭医生的经验来推测摩擦力的大小，无法进行精确测量。在这种情况下，有的紧、有的松，如有操作不当，将造成牙齿倾斜移动，不仅延长了正畸治疗的时间，也会影响牙齿的最终矫治效果。若要获得最适宜的正畸力，必须对牙齿移动进行精确的三维控制。

### 2. 摩擦力测试装置种类

目前国内外口腔医学界进行摩擦力的测试和研究所采用的测试装置，概括起来可分为垂直型摩擦力测试装置、水平型摩擦力测试装置和综合型摩擦力测试装置。

#### 1）垂直型摩擦力测试装置

所谓垂直型摩擦力测试仪，即指弓丝托槽间摩擦力的测试，是沿垂直方向上、下移动（拉动）弓丝，而托槽固定不动，按此方法测试弓丝与托槽之间的静、动摩擦力值；同样，也可以将弓丝沿垂直方向固定，而托槽沿弓丝做上、下垂直方向滑动，测试弓丝与托槽之间的静、动摩擦力值。垂直型摩擦力测试装置如图5-9所示。

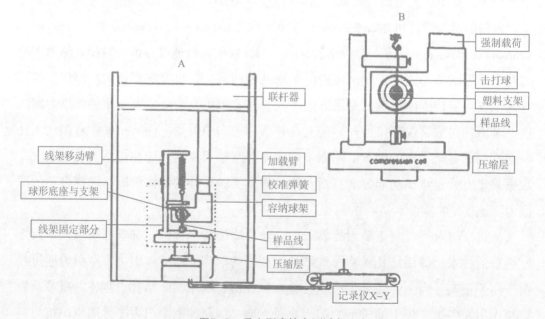

图5-9　垂直型摩擦力测试仪

2）水平型摩擦力测试装置

所谓水平型摩擦力测试仪，即指所测试的弓丝托槽均在一个水平中心线上，或托槽固定、沿水平中心线移动弓丝，测其静、动摩擦力值；或弓丝固定，沿水平中心线移动托槽进行静、动摩擦力值测试。水平型摩擦力测试装置如图5-10所示。

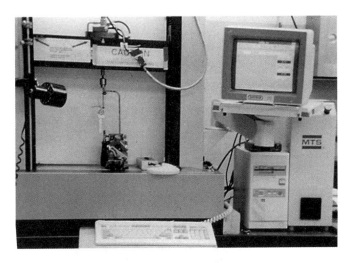

图5-10　水平型摩擦力测试仪

3）综合型摩擦力测试装置

所谓综合型摩擦力测试仪，是指牙列多组托槽结扎弓丝后进行摩擦力测试，可模拟调整弓丝或托槽之间的夹角，形成扭矩、阻抗的测试等。综合型摩擦力测试装置如图5-11所示。

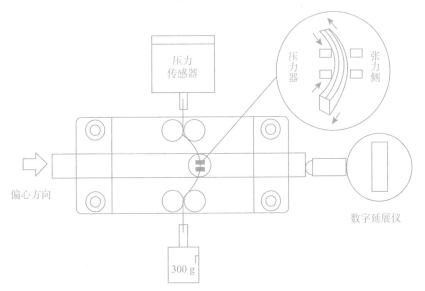

图5-11　综合型摩擦力测试仪

## 二、摩擦力测试方法

### 1. 垂直型装置

1）垂直型弓丝托槽摩擦力实验装置

测试采用日本岛津AG–IS型电子拉伸试验机，其主要部分包括：载荷电子万能试验机及拉、压传感器，如图5–12所示。

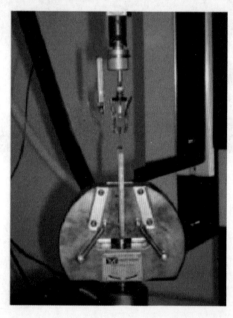

图5–12　AG–I型电子拉伸垂直型实验装置

操作过程：先将托槽固定于带夹具的钢板上，钢板固定在实验机上，并保持弓丝移动方向与牵引力方向一致，而弓丝移动方向与托槽槽沟之间夹角为0°，弓丝托槽间用橡皮圈结扎。

启动仪器，以运行速度1 mm/min开始牵引弓丝，并由零开始加载，连接传感器，直至弓丝开始在托槽槽沟中滑动，同时记录仪记录弓丝与托槽间摩擦力值并绘出位移-载荷曲线图。

2）Instron万能材料力学实验机

采用美国Instron公司生产的摩擦力测试仪，型号为2343（图5–13）。

操作过程：先将要测试的弓丝一端弯成钩子，将其置入托槽颊面管中，另一端留出25 mm长；再将有钩端连在LJ–500型拉力实验机上，弓丝与托槽用橡胶圈结扎，启动电机，并以10 mm/min的速度匀速拉动弓丝，完成摩擦力测试，测力范围为0～9.8 N。

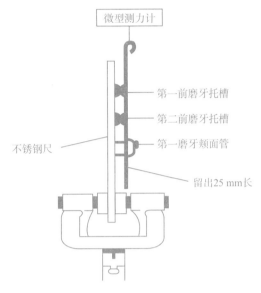

图5-13　Instron万能材料力学实验机

3）垂直型弓丝托槽摩擦力测试装置

垂直型弓丝托槽摩擦力测试装置主要部分包括：步进电机、减速齿轮、传动杆、加载架、负荷传感器、弓丝、定滑轮、托槽、机座等，如图5-14所示。实验流程如图5-15所示。

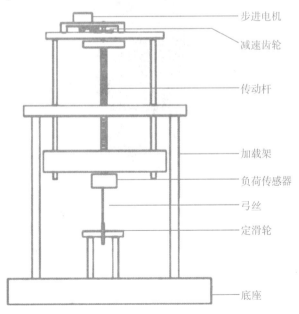

图5-14　垂直型弓丝托槽摩擦力测试装置

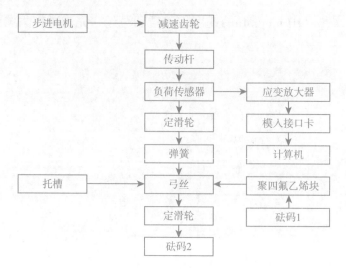

图5-15 操作工艺流程

**4）拉伸测验仪**

拉伸测验仪中的托槽固定在可调矢状面、水平面的胎具上，通过旋钮来调整托槽在矢状面和水平面上的位置，再牵引弓丝，可测试摩擦力值和转矩（图5-16）。

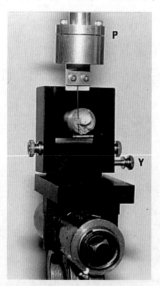

图5-16 拉伸试验仪

**2. 水平型装置**

**1）美国MTS Tytron 250型微力试验机**

其装置组成包括：微机显示器、控制调节器、机器主体、载物台、运动头、传感器、图像分析系统、托槽等（图5-17）。

实验前准备：先制备台阶状树脂长方体——托槽的承载体，并用螺钉将托槽、承载体固定在可调节的载物台上。

操作过程：检测速度第一阶段为0.005 mm/s、位移0.2 mm；第二阶段为0.03 mm/s、位移4 mm。第一、第二阶段无间隔，使机器显示值为零并设定实验参数。

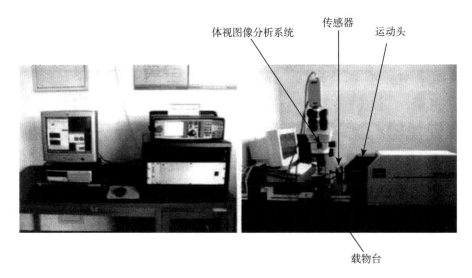

图5-17　MTS Tytron250 型微力试验机

2）HT-9102型电脑伺服万能材料试验机

该试验机采用双导轨装置调整结扎压力。

托槽的安放，采用托槽标尺板卡入基座的方式，保证托槽位置与方向的稳定性，将托槽安装在HT-9102型试验机上，调整位置使弓丝置入托槽槽沟内并与槽沟均在同一水平中心线上；调整结扎丝承载装置，使结扎丝位于托槽两端并距槽端0.13～0.15 mm，之后通过加载砝码，使结扎丝加力，进行摩擦力测试。

3. 综合型装置

1）Instion摩擦力测试仪

Instion摩擦力测试仪装置主要由弓丝和托槽组成（图5-18）。用结扎丝结扎固定要测试的托槽，并固定于底座上，托槽可沿垂直弓丝滑动。再选定阻抗（模拟）仪中心的位置，分别加不同载荷，牵引双端，同时连接拉压传感器和材料拉伸试验仪。

启动测试仪，在有支抗作用下向上牵引托槽，托槽将沿弓丝滑动，可测得弓丝与移动托槽间的静、动摩擦力值。

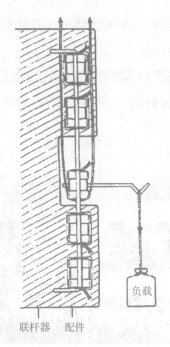

负载

联杆器　配件

图5-18　Instion摩擦力测试仪

2）Instron万能材料实验机

此装置可作为摩擦阻力测试仪（图5-19），速度小于5 mm/min，移动距离为2.5 mm。

加载机构型号：2515201，Instron公司Caton Mass。

X-Y记录器：7005B Hewlett Packard Anaheim Lalif。

运行速度：5.1 mm/min，运行2 min。

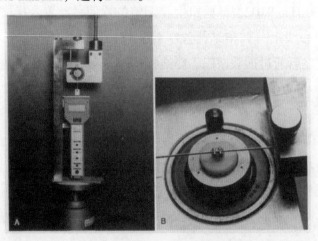

图5-19　Instron万能材料试验机

如图5-19所示，摩擦力、阻力可在仪器上同时测试，在一定载荷下调节弓丝托槽间的不同夹角后，通过传感器记录仪可测其拉、压力值。

弓丝和托槽均装在塑料底座上，弓丝的两端用可旋螺钉控制，通过调整螺钉使红外线光学传感器的显示值都为2.94 N，托槽黏结在塑料圆座中心底座上，底座由滑块带动，又与拉伸1135-5型试验仪相连，完成弓丝托槽间摩擦力测试。

### 三、各种摩擦力测试装置优缺点比较

#### 1. 弓丝与托槽间摩擦力测试仪共同的特点

（1）摩擦力测试时，牵引弓丝或托槽沿托槽、弓丝滑动，均沿水平中心线或垂直中心线运动，而且是匀速运动，移动速度范围为1～10 mm/min。

（2）弓丝托槽结扎方式多用橡胶圈，可减少人为因素。

（3）其摩擦力值的测试主要用拉、压传感器传输信号，再通过记录仪测试，准确度高、误差小。

（4）测试仪结构简单，操作方便，易于推广使用。

#### 2. 摩擦力测试装置存在的问题

（1）拉动直弓丝测其与托槽间的摩擦力值与矫治时所用的弧形弓丝与托槽间产生的摩擦力值有差异。

（2）由于各种测试装置均忽略弓丝拉拔方向的定位，从而摩擦力值会偏差7%～10%。

（3）因不能仿真模拟牙殆、牙列的真实殆位去黏结托槽，而用塑料胎座等固定托槽也会对测试结果造成影响。

（4）测试摩擦力值多在干燥环境下，与口腔内唾液环境下有差异。

（5）一般测试仪均不能测出精确的摩擦力与位移（时间）的函数曲线。

（6）尚未实现自动控制。

## 第四节　XF-1型摩擦力测试仪

### 一、XF-1型摩擦力测试仪组成

正畸弓丝与托槽槽沟间摩擦力测试采用XF-1型摩擦力仿真模拟机。其具有结构简

单，且能准确测定正畸治疗过程中弓丝与托槽槽沟间静、动摩擦力值的优点。测试仪的组成如图5-20所示。

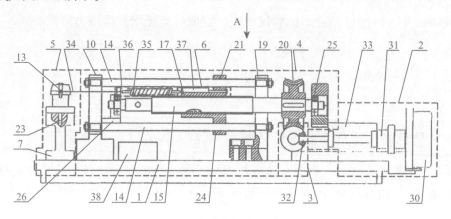

（a）主视图

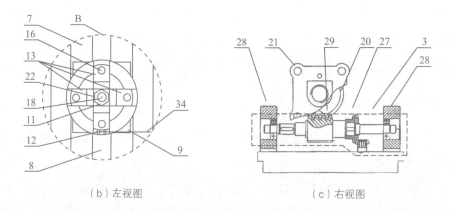

（b）左视图　　　　　　　　　　　　（c）右视图

1—测试仪底座；2—动力装置；3—变速机构；4—驱动装置；5—托槽定位装置；6—测试装置；

7—定位支架；8—定位螺杆；9—定位螺母；10—左支架；11—分度定位；12—托槽；

13—模拟牙殆块；14—导杆；15—螺杆；16—定位销；17—驱动螺母；18—紧固螺栓；

19—右支架；20—蜗轮；21—通孔；22—紧固螺母；23—滑槽；24—滑翼；

25—右支座；26—左支座；27—从动锥齿轮；28—轴承座；29—蜗杆；

30—电机；31—联轴节；32—传动轴；33—轴承座；34—弓丝；

35—传感器；36—固定器；37—定位盘；38—放大器

图5-20　XF-1型摩擦力测试仪总装图

托槽定位装置固定在底座上部的左端，驱动装置固定在托槽定位装置右侧的底座的上部，变速机构固定在驱动装置右侧的底座上，动力装置固定在变速机构右侧的底座上，测试装置固定在驱动装置内的上侧，动力装置与变速机构传动连接，变速机构与驱动装置传动连接。动力装置由电机联轴器、传动轴、轴承座、电机支架组成；轴承座和电机支架分别固定在底座上，电机固定在电机支架上，传动轴的中段设置在轴承座内的轴承上，传动轴右端与电机的输出轴之间连接有联轴器。变速机构由从动锥齿轮、主动锥齿轮、蜗杆、两个蜗杆轴承座和轴承组成；两个蜗杆轴承座内分别固定在底座上，两个蜗杆轴承座内分别设有轴承，蜗杆的两端分别设在两个轴承内，从动锥齿轮固定在蜗杆上，主动锥齿轮固定在传动轴的左端上，主动锥齿轮与从动锥齿轮啮合。驱动装置由丝杠、蜗轮、驱动螺母、四个导杆、左支架、右支架、丝杠左支座、丝杠右支座组成；丝杠左支座固定在左支架上的右侧，丝杠右支座、左支架分别固定在底座上，丝杠的两端分别设在丝杠左支座和丝杠右支座内，右支架设在丝杠上的右侧，驱动螺母设在左支架和右支架之间的丝杠上，蜗轮固定在右支架和丝杠右支座之间的丝杠上，四个导杆的两端分别固定在左支架和右支架上，驱动螺母的滑翼上开有四个通孔并分别设在导杆上并与其滑动连接。托槽定位装置由定位螺杆、定位螺母、两具螺帽杆座、定位支架、旋钮、分度定位盘、托槽、四个模拟牙殆活块、四个定位销、紧固螺栓、紧固螺母组成；定位支架的下端与底座固定连接，两个螺杆座固定在定位支架上端的两侧，定位螺杆的一端设在一侧的螺杆座内，定位螺杆的另一端穿过另一侧的螺杆座，其端头上固定有旋钮，定位螺母套设在定位螺杆上，定位螺母的下端设在定位支架上端的滑槽内，分度定位盘设在定位螺母的上端并由紧固螺栓和紧固螺母将两者固定在一起，四个模拟牙殆活块由四个定位销分别将其固定在分度定位盘的上侧，托槽固定在任一模拟牙殆活块上。测试装置由弓丝、弓丝固定器传感器固定螺栓组成；传感器固定螺栓的右侧设在驱动螺母的滑翼的通孔内，传感器固定螺栓的左端与弓丝连接，传感器左端与弓丝固定器的右端固定连接，弓丝的一端固定在弓丝固定器内，弓丝的另一端固定在托槽上。

## 二、XF-1型摩擦力测试仪工作原理

### 1. 操作程序

1）测试仪工作程序

测试仪工作程序框图如图5-21所示。

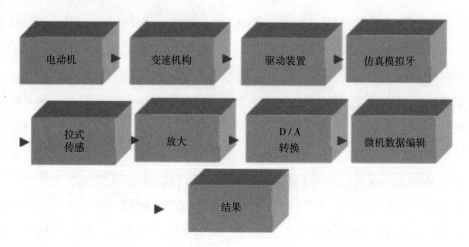

图5-21　XF-1型摩擦力测试仪工作程序框图

2）工作程序

仿真模拟机工作过程是根据临床患者正畸矫治牙齿的三维移动特征、矫治需求来进行的（需先确定要矫治的是上颌还是下颌）。测试操作时，先用结扎丝（或自锁托槽）结扎弓丝托槽，即选好模拟牙殆活块，将对应的托槽按中心位置定位黏合之后将其置入分度定位盘上，并用定位销固定，再用紧固螺栓和紧固螺母将固定有模拟牙殆活块的分度定位盘固定在定位螺母上，拧动定位螺杆上的旋钮可使定位螺母沿定位支架来回移动。然后把需测试的弓丝的一端固定在弓丝固定器上，弓丝的另一端固定（结扎丝结扎或自锁托槽）在托槽上。然后启动电机右行程，蜗杆带动蜗轮转动，蜗轮带动丝杠使驱动螺母向右位移，使弓丝受力，传感器传出信号通过D/A转换放大，由Fluke示波器显示出mV值转换成摩擦力值（N），直至弓丝与托槽的槽沟间刚刚出现滑动摩擦之时，即得到弓丝与托槽槽沟间测得最大静摩擦力值。

2. XF-1型摩擦力测试仪测试技术

1）mV-N标定

mV-N函数关系曲线：先通过加载0.098 N，0.196 N，1.275 N…2.256 N测定传感器传输信号，经D/A转换放大后由示波器（Fluke）显示mV数值，可得出mV-N线性关系曲线数值（图5-22、表5-1）。

2）测试过程

（1）首先，用定位装置将模拟牙精确定位于摩擦力测试仪上，用95%的酒精对托槽、颊面管、弓丝及结扎丝（结扎圈）表面进行脱脂去污处理，吹干，备用。然后用京津釉质黏结剂将托槽及颊面管定位于模拟牙上，使槽沟、颊面管、弓丝、拉式传感器（量程范围为0～4.90 N）三者高度在同一水平中心线上，转矩趋近为零。

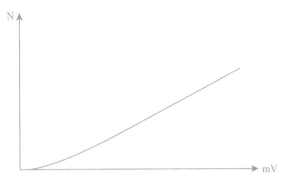

图5-22　测试仪mV-N线性关系图

表5-1　mV-N核算值

| mV值 | 100 | 200 | 300 | … |
|---|---|---|---|---|
| 载荷／N | 0.098 | 0.196 | 0.294 | … |

（2）将一端弯成 90° 的测试弓丝固定于拉式传感器一端，另一端留有30 mm长度，将弓丝嵌入颊面管或托槽的槽沟内。

（3）启动电动机，同时自动记录，以1.2 mm/min的速度拉动弓丝匀速运动，时程为1.5 min。信号采集装置采用的Fluke-190型示波器，每一次可采集上万组数据，可记录微小的拉力变化，能准确记录摩擦力的mV值及产生摩擦力的受力动态过程。将驱动器复位，重复以上步骤。在同一组件上重复测量，得到三组数据取平均值。

（4）拆除结扎丝或结扎圈，用持针器去除模拟牙上的托槽和颊面管，并清洁牙面，更换新组件，重复以上步骤。实验室温度为22～25 ℃，相对湿度为56%～68%。

3）数据处理

统计分析采用SPSS13.0进行重复测量方差分析，对原始数据不符合对称假设的进行G-G法校正，不同分组间两两比较采用单因素分析（SNK-q检验），与多因素分析（重复测量方差分析）结果出现不一致时，以多因素分析结果为准，$P=0.05$。

4）测试中误差分析

（1）人工模拟牙。

实验中所采用的人工模拟牙是根据标准模型翻制出的牙模型，完全模拟了口腔中实际牙齿的各种角度和弧度。因为实际应用于口腔中的都是中间为"U"形的弓丝，故实验采用的弓丝均为中间 "U"形的预成型弓丝，而非一根直弓丝；在滑动闭隙时，是使弓丝在托槽中滑动关闭前牙间隙，因此实验是将托槽固定于人工模拟牙上，让仪器牵拉"U"形弓丝，使其在托槽中滑动。

为防止托槽高度对摩擦力测试产生影响，定位托槽槽沟的高度与拉式传感器的拉杆在同一中心水平线上，从而在实验黏结托槽过程中，保持托槽位置一致，消除弓丝对托槽的垂直压力，使弓丝与托槽间留有余隙，转矩趋近于零。

（2）结扎因素。

结扎型固定矫治器是通过某种结扎方式将弓丝与托槽连成整体，这样才能发挥弓丝的弹性作用移动牙齿，达到矫治畸形的目的。我国临床常用的结扎材料有不锈钢丝和弹力结扎圈，也有医生使用表面镀有聚四氟乙烯（PTFE）层的结扎丝。实验采用的是笔式结扎器及专用不锈钢结扎丝。结扎丝为成品，规格一致，很大程度上减小了由于结扎丝长度及结扎点位变异对摩擦力的影响。由于临床中，很难直接测定结扎力的大小，只能凭临床医生的经验去操作，靠结扎的松紧来调节。在实验过程中，将弓丝与托槽紧密结扎，此时笔式结扎器将专用不锈钢结扎丝旋转9圈，全部结扎操作由同一人完成，减少人为因素所导致的结扎力大小不相等对摩擦力造成的影响。

## 第五节　镍钛合金弓丝表面涂层的摩擦力测试

本实验所用的美学涂层弓丝是将一种新研制的涂层材料环氧树脂/聚四氟乙烯（EP/PTFE），通过浸涂的方法，涂覆在正畸镍钛合金弓丝表面。同时用硅烷偶联剂对镍钛合金弓丝表面进行处理，提高涂层的附着力，从而制备出满足临床应用要求的，高附着力美学涂层弓丝。EP/PTFE涂层弓丝的颜色接近天然牙色，解决了正畸弓丝金属色、颜色单一的问题，从而达到美化效果。

本实验是在干燥条件下，模拟临床牙齿移动，对EP/PTFE涂层镍钛合金弓丝和普通镍钛合金弓丝与不同托槽间的摩擦力进行测试，并对其进行比较，分析可对托槽与弓丝间摩擦力造成影响的因素。

对上述经摩擦后的EP/PTFE涂层镍钛合金弓丝和普通镍钛合金弓丝进行表面粗糙度的测定，用扫描电子显微镜观察其表面形态，并做对比。

研究表明，两个接触的物体，只要接触面不是绝对光滑的，在存在相对运动趋势或产生相对运动时，这两个物体之间就会产生摩擦力。在临床正畸治疗过程中，几乎所有的牙齿移动都涉及摩擦力。所以，正畸弓丝的表面粗糙度及其表面形貌对摩擦力起着至关重要的作用；正畸弓丝经摩擦后，表面粗糙度及其表面形貌的改变，对临床治疗又有一定的影响。

## 一、镍钛合金弓丝表面EP/PTFE涂层的摩擦力测试

### 1. 摩擦力与正畸治疗

在力的作用下，使牙齿向正确的位置和方向移动，是口腔正畸治疗的本质。正畸固定矫治技术通过对错位的牙齿施加矫治力，使之发生移动，从而使错位牙齿得到矫正，恢复正常的牙弓外形和咬合关系，使面部美观协调，达到口腔错𬌗畸形的矫治目的。其最常用且有效的方式为正畸固定矫治技术。

在使用固定矫治器进行矫治的过程中，正畸托槽与弓丝之间不可避免地出现相对运动趋势，或相对运动。而当这种相对运动趋势或相对运动出现时，摩擦阻力就产生了。在滑动机制中，只有克服了正畸托槽与弓丝之间的摩擦力，牙齿才可能发生移动。

矫治器所施加的矫治力要作用于牙齿，克服了最大静摩擦力，牙齿开始移动。当牙齿移动到一定程度时，牙周组织的变形抵抗力与动摩擦力合并，抵消了施加于牙齿上的外力，牙齿移动中止。随着牙周组织改建，以及咬合、咀嚼运动、弓丝回弹等因素的影响，使弓丝与正畸托槽之间的压力发生改变，牙齿继续进行移动。因此，牙齿的移动不是匀速运动，而是存在短暂的间隔。最大限度地减少弓丝与正畸托槽之间的摩擦力，可使临床正畸治疗过程中作用于牙齿上的力量相应减少，不仅可以降低支抗的要求，而且可以使治疗时间缩短。

因为要克服正畸矫治过程中不可避免的摩擦力，矫治力就必须大于实际移动牙齿所需的牙移动力。而对牙齿施加过大的矫治力则会在牙齿移动的临床治疗过程中产生牙根吸收、牙齿疼痛、牙齿松动、支抗牙支抗丧失等不良反应。因此，理想的矫治器应是正畸托槽与弓丝之间存在极小的摩擦力，甚至无摩擦力存在。

牙齿移动首先需要克服正畸托槽与弓丝之间的摩擦力。移动牙齿的力值在一个最适范围内对牙齿移动最有效。而当有摩擦力存在时，施加力的一部分被摩擦力抵消。Drescher等研究发现，牙齿移动所产生的滑动阻力约占整个施加力的60%左右。因此，在存在正畸托槽–弓丝摩擦力的情况下，要想获得有效的牙齿移动，不仅要考虑牙齿移动所需的最适力，还要考虑摩擦力的大小。因此，EP/PTFE涂层镍钛合金

弓丝在投入临床使用前，必须先进行摩擦力测试。

### 2. EP/PTFE涂层镍钛合金弓丝摩擦力的测试

在正畸临床治疗过程中，摩擦力的大小与诸多因素有关。例如，正畸托槽槽沟、弓丝的材质，托槽槽沟、弓丝截面的尺寸，弓丝放入正畸托槽槽沟后，二者之间的角度与余隙大小，弓丝与正畸托槽间的结扎方式等。

本实验中使用四种正畸托槽和两种弓丝进行测试。正畸托槽为：传统金属托槽、树脂托槽、陶瓷托槽和附金属槽沟陶瓷托槽。四种正畸托槽槽沟尺寸均为 0.022 in × 0.028 in。弓丝为EP/PTFE涂层镍钛合金弓丝和传统镍钛合金弓丝。这两种弓丝横截面直径均为0.018 in。

在正畸临床治疗过程中，常常需要根据患者牙齿状态，将弓丝进行弯曲变形放入正畸托槽槽沟内。在此情况下，因弓丝与正畸托槽槽沟间余隙及相互作用力等因素均会对摩擦力产生影响，且难以控制，因此，在实验过程中，统一正畸托槽与弓丝之间的角度为0°，将弓丝与正畸托槽槽沟之间角度对摩擦力产生控制到最小。

临床上，将弓丝固定于正畸托槽槽沟的方法有很多，如不锈钢弓丝结扎、链状橡皮圈结扎等。本实验中，统一使用链状橡皮圈对弓丝和正畸托槽进行结扎，保持弓丝与正畸托槽槽沟之间的压力恒定，将压力对摩擦力产生的影响控制到最小。

EP/PTFE涂层镍钛合金弓丝和传统镍钛合金弓丝分别与传统金属托槽、树脂托槽、陶瓷托槽、附金属槽沟陶瓷托槽间，摩擦力值的统计分析结果如图5-23、表5-2所示。由表5-2可见，各组内比较，EP/PTFE涂层镍钛合金弓丝与传统镍钛合金弓丝摩擦力值，差异均无统计学意义（$P > 0.05$）。组间比较摩擦力值，其中陶瓷托槽组摩擦力值明显大于传统金属托槽组、树脂托槽组和附金属槽沟陶瓷托槽组（$P < 0.05$）；传统金属托槽组、树脂托槽组和附金属槽沟陶瓷托槽组之间无统计学差异（$P > 0.05$）。

受涂层技术限制，对圆丝进行涂层涂覆只能采用浸涂法，圆丝表面全部由涂层覆盖；对方丝进行涂层涂覆只能采用喷涂法，仅弓丝唇侧面有涂层覆盖。当弓丝与正畸托槽槽沟间有相对运动趋势或相对运动时，圆丝表面涂层均可有摩擦力产生；方丝为唇侧涂层与另外三侧金属表面均可产生摩擦力。由表5-2数据分析可以看出，涂层对弓丝与正畸托槽间所的产生的摩擦力无显著影响，据此推测，有涂层方丝与传统的方丝之间的摩擦力比较应无显著不同。

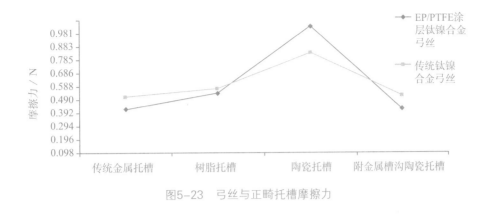

图5-23 弓丝与正畸托槽摩擦力

表5-2 弓丝与正畸托槽摩擦力测试结果（N，χ±s）

| 托　槽 | EP/PTFE涂层镍钛合金弓丝 | 传统镍钛合金弓丝 |
| --- | --- | --- |
| 传统金属托槽 | $0.3227 \pm 0.0959$ | $0.4123 \pm 0.1087$ |
| 树脂托槽 | $0.4388 \pm 0.0523$ | $0.47 \pm 0.07$ |
| 陶瓷托槽 | $0.9314 \pm 0.1632^{*\#}$ | $0.7377 \pm 0.1323^{*\#}$ |
| 附金属槽沟陶瓷托槽 | $0.3227 \pm 0.0959^{\&}$ | $0.4185 \pm 0.1174^{\&}$ |

注：*与传统金属托槽比较，$P<0.05$；#与树脂托槽比较，$P<0.05$；&与陶瓷托槽比较，$P<0.05$。

　　不同的托槽-弓丝组合产生的摩擦力不同。因此，移动牙齿需要克服摩擦力的大小随托槽-弓丝组合的变化而改变。由表5-2数据分析可以看出，在所使用弓丝相同的情况下，陶瓷托槽所产生的摩擦力显著比传统金属托槽、树脂托槽和附金属槽沟陶瓷托槽大。研究表明，陶瓷托槽与传统金属托槽相比，摩擦力大是由于陶瓷托槽槽沟表面粗糙所致。Saunders 等在对陶瓷托槽表面形貌与摩擦力的关系进行研究时，认为陶瓷托槽的粗糙表面会产生更大的摩擦力。因此，在正畸临床治疗过程中，若选用 EP/PTFE 涂层美学弓丝，最好选择树脂托槽或附金属槽沟陶瓷托槽，以减少摩擦力，减少支抗损失，提高移动牙齿的效率。

## 二、镍钛合金弓丝表面EP/PTFE涂层摩擦后的表面形貌分析

### 1. 表面粗糙度

　　表面粗糙度（$Ra$）属于微观几何形状误差，是指所加工的表面具有较小间距和微小峰谷的不平程度。此两波峰与波谷之间的距离很小，在1 μm以下，用肉眼难以

识别。弓丝表面粗糙并伴有凹陷及突起，因而其摩擦性能将发生改变，导致牙齿的移动受阻。因此，弓丝表面粗糙度对弓丝的临床使用性能影响较大。Bounauel等研究认为，弓丝的表面粗糙度与摩擦力的损耗没有直接关联，但是弓丝表面粗糙度影响着弓丝的力学机制，而且对弓丝的腐蚀行为和矫治的美观有一定的影响。

本实验比较EP/PTFE涂层镍钛合金弓丝和传统镍钛合金弓丝分别与传统金属托槽、树脂托槽、陶瓷托槽、附金属槽沟陶瓷托槽摩擦后的弓丝表面粗糙度，分析结果见表5-3、表5-4。

表5-3　弓丝$Ra$值两样本$t$检验结果

| 托槽 | EP/PTFE涂层镍钛弓丝 | 传统镍钛弓丝 | $t$值 | $P$值 |
|---|---|---|---|---|
| 金属托槽 | 0.3626 ± 0.11 | 0.2096 ± 0.06 | 2.80 | 0.0232 |
| 树脂托槽 | 0.8219 ± 0.39 | 0.2620 ± 0.08 | 3.06 | 0.0155 |
| 陶瓷托槽 | 1.3256 ± 0.65 | 0.3262 ± 0.13 | 3.36 | 0.0100 |
| 附金属槽沟陶瓷托槽 | 0.6091 ± 0.38 | 0.1663 ± 0.09 | 2.97 | 0.0180 |
| 无托槽 | 0.2814 ± 0.06 | 0.2130 ± 0.10 | 1.33 | 0.2188 |

注：$t$为T检验值，若T值小于临界值，设计合理。

表5-4　组间进行方差分析及每两组间进行SNK-q检验

| | | 树脂托槽 | 陶瓷托槽 | 附金属槽沟陶瓷托槽 | 无托槽 |
|---|---|---|---|---|---|
| 金属托槽 | $t$ | −1.86991 | −3.93687 | −1.34009 | 0.331957 |
| | $P$ | 0.3643 | 0.0065 | 0.6705 | 0.9972 |
| 树脂托槽 | $t$ | | −2.06696 | 0.529822 | 2.201869 |
| | $P$ | | 0.2723 | 0.9832 | 0.2193 |
| 陶瓷托槽 | $t$ | | | 2.596783 | 4.26883 |
| | $P$ | | | 0.1089 | 0.0031 |
| 附金属槽沟陶瓷托槽 | $t$ | | | | 1.672047 |
| | $P$ | | | | 0.4721 |

由表5-3可知，对EP/PTFE涂层镍钛弓丝与传统镍钛弓丝的$Ra$值进行统计学比较，传统金属托槽组、树脂托槽组、陶瓷托槽组、附金属槽沟陶瓷托槽组的$P$值均小于0.05；未经摩擦组的$P$值大于0.05。由此可知，不论镍钛合金弓丝是否有涂层，与未经摩擦的弓丝相比，经正畸托槽摩擦后的$Ra$值存在差异。未经正畸托槽摩擦的

EP/PTFE涂层镍钛弓丝与传统镍钛弓丝的$Ra$值无统计学差异。由此可知，EP/PTFE涂层镍钛弓丝与正畸临床治疗中常用的传统镍钛弓丝表面粗糙程度无显著差异，可在临床治疗中使用。由表5-4可知，方差分析结果显示方差分析统计量$F$指标及差值。实验组间均数不全相等。表明与不同种托槽摩擦后，弓丝的$Ra$值存在差异。SNK-q检验结果显示，陶瓷托槽组与金属托槽组和未经摩擦组之间的$Ra$值差别有统计学意义。

2. 扫描电子显微镜下弓丝的微观形貌

1）金属托槽组弓丝通过扫描电子显微镜观察形貌

涂层弓丝：1000倍电子显微镜下观察可见细小划痕，并见圆形凹陷坑且分布不均匀（图5-24）。

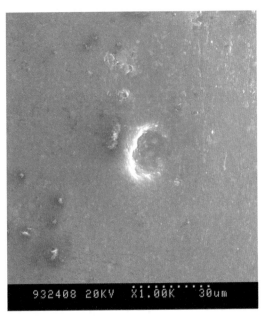

图5-24 扫描电子显微镜观察金属托槽组涂层弓丝表面形貌（1000×）

无涂层弓丝：1000倍电子显微镜下观察可见平行于弓丝表面的细条纹加深，且仍均匀分布，偶见较深的划痕（图5-25）。

2）树脂托槽组弓丝通过扫描电子显微镜观察形貌

涂层弓丝：4000倍电子显微镜下观察可见圆形凹陷坑大小不等，分布均匀，坑内可见涂层断裂孔（图5-26）。

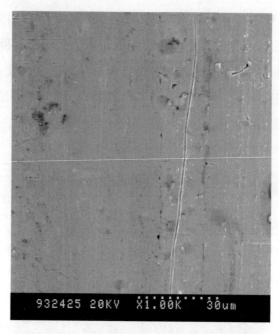

图5-25 扫描电子显微镜观察金属托槽组无涂层弓丝表面形貌（1000×）

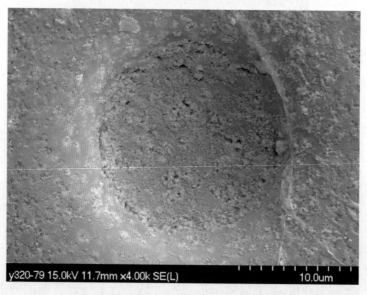

图5-26 扫描电子显微镜观察树脂托槽组涂层弓丝表面形貌（4000×）

无涂层弓丝：4000倍电子显微镜下观察可见表面粗糙，有浅凹形条纹，条纹深度和宽度不等，分布均匀（图5-27）。

3）陶瓷托槽组弓丝通过扫描电子显微镜观察形貌

涂层弓丝：1000倍电子显微镜下观察可见涂层剥离后，剥离界面及弓丝表面有较宽而深的划痕（图5-28）。

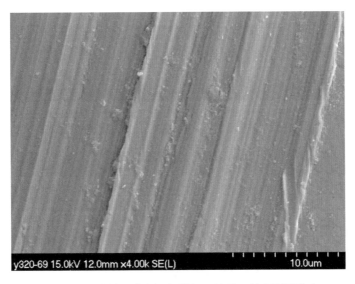

图5-27　扫描电子显微镜观察树脂托槽组无涂层弓丝表面形貌（4000×）

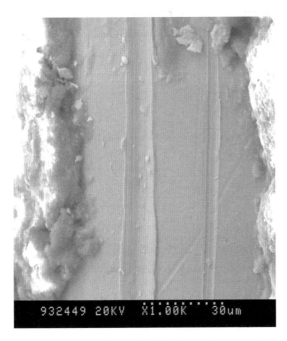

图5-28　扫描电子显微镜观察陶瓷托槽组涂层弓丝表面形貌（1000×）

无涂层弓丝：1000倍电子显微镜下观察可见弓丝表面有呈带状的宽条纹，并有深浅不一的划痕（图5-29）。

4）附金属槽沟陶瓷托槽组弓丝通过扫描电子显微镜观察形貌

涂层弓丝：1000倍电子显微镜下观察可见弓丝表面有少量划痕及分散圆形凹陷坑（图5-30）。

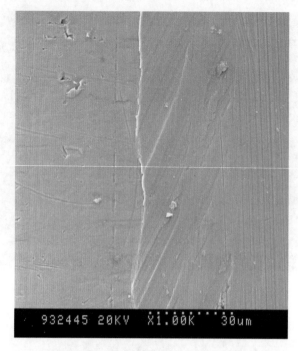

图5-29　扫描电子显微镜观察陶瓷托槽组无涂层弓丝表面形貌（1000×）

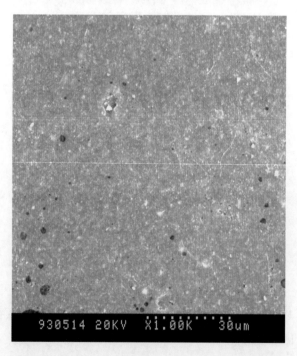

图5-30　扫描电子显微镜观察附金属槽沟陶瓷托槽组涂层弓丝表面形貌（1000×）

无涂层弓丝：1000倍电子显微镜下观察可见弓丝表面粗糙，有少量划痕及许多大小不等的条形凹陷（图5-31）。

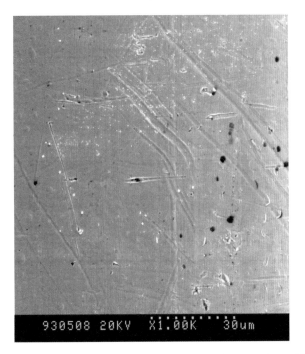

图5-31 扫描电子显微镜观察附金属槽沟陶瓷托槽组无涂层弓丝表面形貌（1000×）

5）无摩擦组弓丝扫描电子显微镜观察形貌

涂层弓丝：2000倍电子显微镜下观察可见圆形凹陷加大加深（图5-32）。

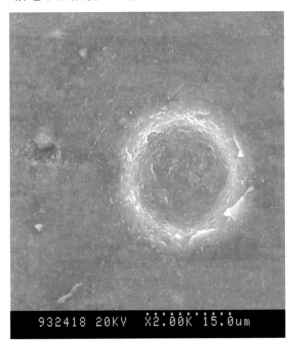

图5-32 扫描电子显微镜观察无摩擦组涂层弓丝表面形貌（2000×）

无涂层弓丝：1000倍电子显微镜下观察可见划痕加深加长（图5-33）。

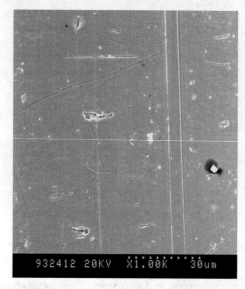

图5-33 扫描电子显微镜观察无摩擦组无涂层弓丝表面形貌（1000×）

6）涂层弓丝纵截面通过扫描电子显微镜观察形貌

500倍电子显微镜下观察可见涂层与弓丝之间贴合形式大部分呈直线形，有些位置呈浅波浪形（图5-34）。

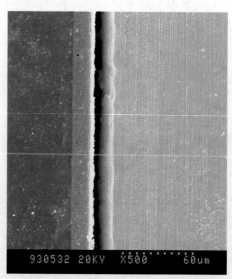

图5-34 扫描电子显微镜观察涂层弓丝纵截面形貌（500×）

7）弓丝横截面通过扫描电子显微镜观察形貌

涂层弓丝：2000倍电子显微镜下观察可见涂层与弓丝贴合紧密，偶见缝隙（图5-35）。

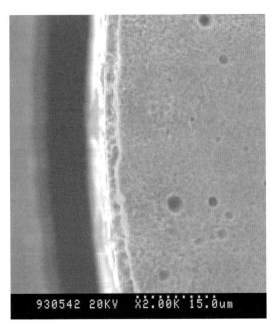

图5-35　扫描电子显微镜观察涂层弓丝横截面形貌（×2000）

无涂层弓丝：500倍电子显微镜下观察可见弓丝边缘局部呈现浅波浪状（图5-36）。

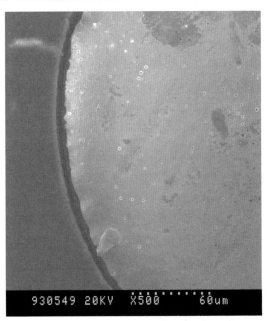

图5-36　扫描电子显微镜观察无涂层弓丝横截面形貌（×500）

从扫描电子显微镜图像可看出，经摩擦实验后，陶瓷托槽组涂层弓丝表面的涂层出现明显划痕及剥离带；陶瓷托槽组无涂层弓丝出现的条纹较宽。与其他实验组相比，陶瓷托槽组的弓丝更为粗糙。

### 3. EP/PTFE涂层性能与表面粗糙度

弓丝表面形貌、表面粗糙度对摩擦力有一定的影响。

EP/PTFE涂层镍钛合金弓丝表面的主要缺陷有痱子、针孔、橘皮、厚度不均匀等。通过添加辅助剂和抽真空处理等方法可以有效地防止以上缺陷的产生。涂层表面缺陷越少，则表面粗糙度越小。

在涂料溶液黏度一定时，涂层的厚度取决于提拉速度。提拉速度越慢，则涂层越薄且厚度越均匀。临床中要求EP/PTFE涂层镍钛合金弓丝的涂层厚度不能超过35 μm。经先前实验确定的提拉速度小于5 mm/s。涂层厚度越均匀，则表面粗糙度越小。

EP/PTFE涂层中，EP含量增多，则涂层的硬度增大，附着力也增加，耐磨性增强；PTFE含量增多，则涂层的最大静摩擦力减小。对EP/PTFE涂层的力学性能进行综合考虑，确定EP与PTFE的质量比控制在3∶1～4∶1。硅烷偶联剂的联合使用，可使EP/PTFE涂层的附着力增强。使用浓度为15%的硅烷偶联剂，可使附着力达到最大值。弓丝表面的涂层材料有足够的附着力，涂层不易脱落，则涂层弓丝表面较平滑，表面粗糙度相对较小，摩擦力也相对较小。

本实验中所研究的弓丝表面粗糙度是在体外环境中进行摩擦实验后得出的，并未对人体口腔环境进行模拟。而人体口腔是一个极为复杂的生物环境，EP/PTFE涂层镍钛合金弓丝应用于其中，将会受到唾液与各种微生物的浸泡与侵蚀，则表面粗糙程度可能会有所变化。

### 4. 弓丝腐蚀与表面粗糙度

弓丝腐蚀可降低不锈钢丝的力学性能。Shin等进行了体外模拟实验，结果表明，腐蚀可削弱不锈钢弓丝的作用。尤其是在弓丝与正畸托槽或颊面管的交界处发生缝隙腐蚀，容易导致不锈钢丝折断。

腐蚀也可使不锈钢丝的表面光洁度降低，导致不锈钢丝的表面粗糙度及表面摩擦系数增加，从而使牙齿移动的摩擦阻力加大。

腐蚀可使镍钛弓丝的表面产生腐蚀性凹陷，表面粗糙度增加，摩擦力增大。

综上所述，人体口腔是个极为复杂的环境，除上述的几种情况外，对弓丝性能的影响因素还有唾液、获得性膜、菌斑、咀嚼运动、吞咽运动、肌力以及牙齿移动方式等。弓丝在人体口腔环境中，持续作用一段时间后，不仅会发生一定程度的力学性能损失，而且还会发生腐蚀，从而影响弓丝表面粗糙度及摩擦力。由于体外实验装置难以对人体口腔环境中的温度、唾液pH值变化、唾液流速、口腔菌斑及其代谢产物、咬合力、肌力、牙齿移动方式等条件进行模拟，所以EP/PTFE涂层镍钛合金弓丝在复杂的人体口腔环境中的表面粗糙度及形貌发生机制还有待做进一步研究。

## 参考文献

［1］杨红，李生明.高精度定位系统的摩擦力自适应前馈补偿［J］.电气传动，2021，51（4）：22-26.

［2］黄树清，陈睿涵，周亚斌.“滑动摩擦力演示仪”教具的改进与创新［J］.物理通报，2021（2）：74-75.

［3］张夏芬.浅谈物理教学中静摩擦力的分析方法［J］.天天爱科学（教学研究），2021（2）：97-98.

［4］李学伟，孔令毅，张易晗，等.基于简化摩擦力模型的象限误差位置环预补偿方法［J］.现代制造工程，2020（12）：70-74.

［5］张图，彭小珊.利用DIS数字实验突破摩擦力教学两大难点［J］.实验教学与仪器，2020，37（12）：34-35.

［6］杨宇.高中物理教学中关于摩擦力存在的形式和方向的探究［J］.好家长，2014，35：62.

［7］王晓旭，徐子卿，沈刚.舌侧矫治中摩擦力的影响因素［J］.口腔材料器械杂志，2019，28（1）：38-40.

［8］曹立娟.高中物理摩擦力学习的认识误区与点拨［J］.学周刊，2014，23：160.

［9］李占利，刘童鑫，李洪安，等.隐形矫治方案中的牙齿运动路径规划方法研究［J］.图学学报，2020，41（4）：556-566.

［10］任园春.运动到牙齿［J］.中老年保健，2003（9）：22-23.

［11］张令波，侯录.正畸摩擦力研究新进展［J］.现代口腔医学杂志，2008（5）：540-542.

［12］李明孜，戴振东.一种黏结力和摩擦力自动测试仪的研制［J］.计量与测试技术，2002（5）：30-43.

［13］郝智.微小摩擦力测试仪的研制与开发［D］.长春：长春理工大学，2004.

［14］余晓飞，王志明，张楠. 摩擦力测试仪控制系统的研制［J］. 机电一体化，2008（6）：52-55.

［15］王晶东. 基于激光位移量测量的微小摩擦力测试系统研究［D］. 长春：长春理工大学，2008.

［16］ADRERÉW L F. The straightwire appliance［J］. Clin Orthod，1976，10（10）：99.

［17］MCLAUGHLIN R P，BENNTETT J C，TREVISI H J. Systemized orthodontic treatment mechanics［J］. Mosby Edinburgh，2001：342.

［18］DON KAPILA S，ANGOLKAR P D，DUNCANSON M G，et al. Evaluation of friction between edgewise stainless steel brackets and orthondontic wires of four alloys［J］. Am J Orthod Dentofacil Orthop，1990，98（2）：100-109.

［19］KUSY R P，Whitley J Q. Friction between different wire-bracket configurations and materials［J］. Semin Orthod，1997，3：166-177.

［20］赵振铎，刘芬，黄书亮. 金属塑性成形的"平均摩擦系数"与接触压力的关系研究［J］. 英才高职论坛，2007，1：52-55.

［21］SAUNDERS C R，KUSY R P. Surface topography and frictional characteristics of ceramic brackets［J］. Am J Orthod Dentofacil Orthop，1994，106（1）：76-87.

［22］TAYLOR N G，ISON K. Frictional resistance between orthodontic brackets and archwires in the buccal segments［J］. Angle Orthod，1996，66（3）：215-222.

［23］EOSOSKI R R，BAGBY M D，ERICKSON L C. Static frictional force and surface roughness of nickel-titanium arch wires［J］. Am J Orthod，1991，100：341-348.

［24］REDLICH M，MAYER Y，HARARI D，et al. In vitro study of frictional forces during sliding mechanics of "reduced-friction" brackets［J］. Am J Orthod Dentofacial Orthop，2003，9124（1）：69-73.

［25］DRESCHER D，BOURAUEL C，SCHUMACHER H A. Friction forces between bracket and archwire［J］. Am J Orthod，1989，96（5）：397-404.

［26］KUSY R P，WHITLEY J Q. Assessment of second-order clearances between orthodontic archwires and bracket slots via the critical contact angle for binding［J］. Angle Orthod，1999，69：71-80.

［27］KUSY R P，WHITLEY J Q. Influence of archwire and bracket dimensions on sliding mechanics: derivations and determinations of the critical contact angles for binding［J］. Eur J Orthod，1999，21：199-208.

［28］NISHIO C，DA MOTTA A F J，ELIAS C N，et al. In vitro evaluation of frictional forces between archwires and ceramic brackets［J］. Am J Orthod Dentofacial Orthop, 2004, 125: 56–64.

［29］PRATTEN D H, KRIS P, NICHOLAS G, et al. Frictional resistance of ceramic and stainless steel orthodontic brackets［J］. Am J Orthod Dentofacial Orthop, 1990, 98: 398–403.

［30］JAMES R B, GARY W G, JAMES L S. A comparative study of frictional forces between orthodontic brackets and arch wires［J］. Am J Orthod Dentofacial Orthop, 1991, 100: 513–522.

［31］ANGOLKAR P V, KAPILA S, DUNCANSON M G JR, et al. Evaluation of friction between ceramic brackets and orthodontic wires of four alloys［J］. Am J Orthod Dentofacial Orthop, 1990, 98（6）: 499–506.

［32］BRIAN P L, JON A, JACK I N, et al. Evaluation of friction during sliding tooth movement in various bracket–arch wire combinations［J］. Am J Orthod Dentofacial Orthop, 1999, 116: 336–345.

［33］THORSTENSON G A, KUSY R P. Effect of archwire size and material on the resistance to sliding of self– ligating brackets with second –order angulation in the dry state［J］. Am J Orthod Dentofacial Orthop, 2002, 122: 395–305.

［34］DICKSON J, JONES S. Frictional characteristics of a modified ceramic bracket［J］. J Clin Orthod, 1996, 30: 516–518.

［35］CACCIAFESTA V, SFONDRINI M F, SCRIBANTE A, et al. Evaluation of friction of conventional and metal–insert ceramic brackets in various bracket–archwire combinations［J］. Am J Orthod Dentofacial Orthop, 2003, 124: 403–409.

［36］KAPUR WADHWA R, KWON H K, CLOSE J M. Frictional resistances of different bracket–wire combinations［J］. Aust Orthod J, 2004, 20: 25–30.

［37］GHOSH J, NANDA R S, DUNCANSON M G JR, et al. Ceramic bracket design: an analysis using the finite element method［J］. Am J Orthod Dentofacial Orthop, 1995, 108: 575–582.

［38］CHA J Y, KIM K S, HWANG C J. Friction of Conventional and Silica–Insert Ceramic Brackets in Various Bracket–Wire Combinations［J］. Angle orthodontist, 2007, 77: 100–107.

［39］FRANK C A, NIKOLAI R J. A comparative study of frictional resistances between orthodontic bracket and arch wire［J］. Am J Orthod Dentofacial Orthop, 1980, 78（6）: 593–609.

［40］BEDNAR J R, GRUENDEMAN G W, SANDRIK J L. A comparative study of friction force between orthodontic brackets and arch wires［J］. Am J Orthod Dentofacial Orthop, 1991, 100（6）: 513–522.

［41］READ–WARD G E, ORTH M, JONES S P, et al. A comarision of self–ligating brackets and conventional orthodontic bracket systems［J］. Br J orthod, 1997, 24: 309–317.

［42］梁甲兴，张玉华，闵宝乾，等. 托槽弓丝组合对托槽-弓丝-结扎丝结构摩擦力的影响［J］. 福建医科大学学报，2002，36（3）：260-262.

［43］KHAMBAY B, MILLETT D, MCHUGH S. Evaluation of method s of arch-wire ligation on frictional resistance［J］. The European Journal of Orthodontics, 2004, 26（3）：327-332.

［44］KHAMBAY B, MILLETT D, MCHUGH S, et al. Arehwire seating forces produced by different ligation methods and their effect on frictional resistance［J］. European Journal of Orthodontics, 2005, 27（3）：302-308.

［45］EDWARDS G D, DAVIES E H, JONES S P. The ex vivo effect of ligation technique on the static frictional resistance of stainless steel brackets and archwires［J］. Br J Orthod, 1995, 22（2）：145-153.

［46］丁少华，蔡萍. 自锁托槽和传统托槽摩擦力的实验研究［J］. 口腔医学研究，2008，24（4）：420-423.

［47］丁鹏，林久祥，周彦恒. 自锁托槽矫治器的摩擦力研究进展［J］. 中华口腔正畸学杂志，2007，14（3）：140-143.

［48］THOMAS S, SHERRIFF M, BIRNIE D. A comparative in vitro study of the frictional characteristics of two types of self-ligating brackets and two types of pre-adjusted edgewise brackets tied with elastommeric ligatures［J］. Eur J Orthod, 1998, 20：589-596.

［49］THORSTENSON G A, KUSY R P. Resistance to sliding of self-ligating brackets versus conventional stainless steel twin rackets with second order angulationg in the dry and wet（saliva）states［J］. Am J Orthod Dentofacial Orthop, 2001, 120：361-370.

［50］THORSTENSON G A, KUSY R P. Comparison of resistance to sliding between different Self-ligating brackets with second order angulation in the dry and saliva states［J］. Am J Orthod Dentofacial Orthop, 2002, 121：472-482.

［51］DAMON D H. The rationale, evolution and clinical application of the self-ligating bracket［J］. Clin Orth Res, 1998, 1：52-61.

［52］DAMON D H. The Damon low-friction bracket：A biologically compatible Straight Wire system［J］. J Clin Orthod, 1998, 32：670-680.

［53］SIMS A P T, WATERS N E, BIRNIE D J, et al. A comparison of the forces required to produce tooth movement in vitro using two self-ligating brackets and a pre-adjusted bracket employing two types of ligation［J］. Eur J Orthod, 1993, 15：377-385.

［54］THORSTENSON G A, KUSY R P. Effect of archwire size and material on the resistance to sliding of self-ligating brackets with second-order angulation in the dry state [J]. Am J Orthod Dentofacial Orthop, 2002, 122: 295-305.

[55] VOUDOURIS J C. Interactive edgewise mechanisms: Form and function comparison with conventional edgewise brackets [J]. Am J Orthod Dentofacial Orthop, 1997, 11 (1): 119-140.

[56] SIMS A P T, WATERS N E, BIRNIE D J, et al. A comparison of the forces required to produce tooth movement in vitro using two self-ligating brackets and a pre-adjusted bracket employing two types of ligation [J]. Eur J Orthod, 1993, 15: 377-385.

[57] PIZZONI I, RAVNHOH G, MELSEN R. Frictional forces related to self-ligating brackets [J]. Eur J Orthod, 1998, 20: 283-291.

[58] 傅民魁, 姜若萍, 刘怡. 低摩擦力轻力矫治系统的建立及其初步临床应用 [C]. 第八届口腔正畸学术会议论文汇编, 2007: 5.

[59] 印明晶. 在干燥和人工唾液环境下六翼托槽与弓丝间摩擦力的实验研究 [D]. 哈尔滨: 哈尔滨医科大学, 2009: 14-19.

[60] VAUGHAN J L, DUNCANSON M G Jr, Nanda R S. Relative kinetic frictional forces between sintered stainless steel brackets and orthodontic wires [J]. Am J Orthop Dentofacial Orthop, 1995, 107 (1): 20-27.

[61] CLARK J R, IREL A J, SHERRIFF M. An in vivo and ex vivo study to evaluate the use of a glass polyphosphonate cement in orthodontic banding [J]. Eur J Orthod, 2003, 25 (3): 319-323.

[62] KHAMBAY B, MILLETT D, MCHUGH S, et al. Archwire seating forces produced by different ligation methods and their effect on frictional resistance [J]. Eur J Orthod, 2005, 27 (3): 302-308.

[63] OH KEUN-TAEK, CHOO SUNG-UK, KIM KWANG-MAHN. A stainless steel bracket for orthodontic application [J]. Eur J Orthod, 2005, 27 (3): 237-244.

[64] 钱良玉, 邵坪, 张欣泽, 等. 自制美学涂层弓丝摩擦力的实验研究 [J]. 临床口腔医学杂志, 2009, 6: 361-362.

[65] KUSY R P, WHITELY J Q, PREWITT M J. Comparison of the frictional coefficients for selected archwire-bracket slot combinations in the dry and wet states [J]. Angle orthod, 1991, 61 (4): 293-302.

[66] MOORE M M, HARRINGTON E, ROCK W P. Factors affecting friction in the p re-adjusted appliance [J]. Eur J Orthod, 2004, 26 (6): 579-583.

[67] FRANK C A, NIKOLAI R J. A comparative study of frictional resistances between orthodontic

bracket and archwire［J］. Am J Orthod Dentofacial Orthop，1980，78（6）：593-609.

　　［68］赵一松. 正畸不锈钢方丝表面状态异向性对摩擦力影响的实验研究［D］. 哈尔滨：哈尔滨医科大学，2008：25.

　　［69］SIMS A P T，WATERS N E，BIRNIE D J，et al. A comparison of the forces required to produce tooth movement in vitro using two self-ligating bracket and a pre-adjusted bracket employing two types of ligation［J］. Eur J Orthod，1993，15：377.

　　［70］MOTOYOSHI MITSURU，YANO SHINYA，TSURUOKA，et al. Biomechanical effect of abutment on stability of orthodontic mini-implant：A finite element analysis［J］. Clinical Oral Implants Research，2005，16（4）：480-485.

　　［71］厉松，王邦康，罗颂椒，等. 咬合力对托槽与弓丝间摩擦力影响的有限元分析［J］. 北京口腔医学，2002，10（3）：134-136.

　　［72］林珊，罗小安，黄晓红. 时效对正畸弓丝摩擦力影响的实验研究［J］. 口腔材料器械杂志，2004，13（4）：183-185.

# 第六章
## 去除托槽对离体牙釉质表面的损伤

传统正畸治疗的固定矫治技术，是用黏结剂将托槽黏结在患者牙齿的唇侧或舌侧釉质表面，定期更换相应的预弯制弓丝，通过托槽与引导性弓丝相互作用，进而使牙齿移动达到矫治的目的。

托槽的黏结很重要，临床医生不仅要考虑托槽与牙釉质面间最佳的黏结强度，还要保证在矫治过程中，托槽能够承受空间三维作用力，不会因黏结剂黏结强度低而发生托槽脱落，影响矫治效果。若黏结剂黏结强度过高，当完成矫治去除托槽时又会造成牙齿釉质面点剥蚀，造成釉质面损伤。托槽的种类及其不同的底板形态结构会影响托槽的黏结强度，因此对不同黏结剂材料的黏结强度性能的测试（TBS、SBS），以及用不同黏结剂将不同托槽底板与离体牙黏结后黏结强度值的测试，这些实验研究具有临床意义，可以为临床提供参考。

实验的内容是通过口外仿真模拟，用不同黏结剂将托槽与离体牙黏结制成样本，使用口腔正畸牙体黏结托槽测试抗拉伸剪切强度用胎夹具，在万能拉伸机上进行托槽黏结后拉伸强度（TBS）、剪切强度（SBS）测试。托槽自离体牙上被拉断、剪断后，再用扫描电子显微镜（SEM）观察截断后的牙釉质表面及托槽底板面的形貌，进行能谱测试分析（EDS），确认牙釉质面上是否有釉柱的剥离点和损伤面，托槽底板面是否有羟基磷灰石晶体结构。

实验测试装置可实现精准定位，在口外仿真模拟托槽黏结牙面并测试其拉伸、剪切强度，是目前最佳的托槽黏结强度测试技术手段，为深入研究去除托槽对牙釉质表面造成损伤的机制开辟了创新之路。

# 第一节　离体牙黏结托槽

## 一、离体牙样本制作

### 1. 离体牙选取

在口腔正畸患者中，选取年龄为12～14岁的男女患者各10人。从正畸拔除的前磨牙中选取20颗。选取标准：牙面无缺损、龋坏、隐裂及充填物。

### 2. 离体牙牙面处理

为使托槽与离体牙釉质面更好地黏结，首先去除牙面残留的软垢，清洗干净后用35%磷酸液酸蚀30 s，再用75%的酒精清洗后存储在0.9%的生理盐水中，置于4 ℃冰箱内保存，待用。

## 二、托槽的选择与分组

将选取的离体牙分成2组（A组、B组）。

A组选取燕尾状底板金属托槽（图6-1）10个，成分为1Cr18Ni9，底板面积为11.94 mm$^2$。

B组选取燕尾状底板金属托槽10个，成分为1Cr18Ni9，底板面积为10.39 mm$^2$。

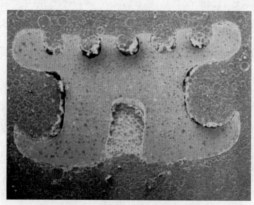

图6-1　燕尾状底板金属托槽

## 三、选用黏结剂

A组选用京津釉质黏结剂，黏结燕尾状底板金属托槽各5个。

B组选用光固化树脂黏结剂，黏结燕尾状底板金属托槽各5个（表6-1）。

托槽与黏结剂的选择与分组：

A1选取燕尾状底板金属托槽+京津釉质黏结剂（5个）；

A2选取燕尾状底板金属托槽+光固化树脂黏结剂（5个）；

B1选取燕尾状底板金属托槽+京津釉质黏结剂（5个）；

B2选取燕尾状底板金属托槽+光固化树脂黏结剂（5个）。

表6-1 样本分组

| 测试强度黏结剂 | TBS | SBS |
| --- | --- | --- |
| 京津釉质黏结剂 | A1 | B1 |
| 光固化树脂黏结剂 | B2 | A2 |

## 四、配制人工唾液

按标注剂量分别称取下列试剂：硫酸钠11 mg、氯化钠400 mg、氯化钾400 mg、磷酸氢二钠780 mg、氯化钙795 mg、尿素1000 mg。

将称取好的试剂装入1000 ml的量瓶中，向量瓶中陆续加入少量蒸馏水，并不断轻轻地震动，使试剂溶解。待试剂全部溶解后测定溶液的pH值，用氢氧化钠或硫酸调节pH值为6.7~6.8，然后向量瓶中缓慢加入1000 ml蒸馏水，完成人工唾液的配置，待用。

## 五、离体牙黏结托槽

在A1、B1托槽底板上定量涂抹一层京津釉质黏结剂，将金属托槽底板紧紧（1.96 N力）压在离体牙唇侧釉质面上，使托槽中心与牙冠中心相吻合，去除托槽周围多余的黏结剂，固化24 h后将（A1、B1）样本置入37 ℃人工唾液恒温水浴箱中，24 h后取出吹干，待用。

　　同样，将A2、B2托槽底板上定量涂抹一层光固化树脂黏结剂，将金属托槽底板紧紧（1.96 N力）压在离体牙唇侧釉质面上，使托槽中心与牙冠中心相吻合，去除托槽周围溢出的多余黏结剂，光照40 s，固化24 h后将其置入37 ℃人工唾液恒温水浴箱中，24 h后取出吹干，待用。

<h1 style="text-align:center">第二节　托槽拉伸黏结强度（TBS）与<br>剪切黏结强度（SBS）测试</h1>

## 一、托槽拉伸黏结强度（TBS）测试

　　托槽拉伸黏结强度测试装置如图6-2所示。托槽拉伸黏结强度（TBS）测试样本组A1、B2各制备5个样本。

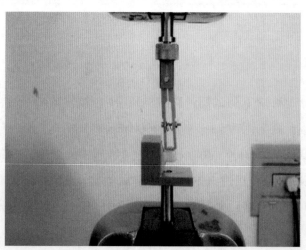

图6-2　托槽拉伸黏结强度测试装置

　　托槽拉伸黏结强度（TBS）测试程序：沿万能拉伸试验机的垂直中心线，定位装配托槽拉伸微型夹嘴钳及拉伸胎夹具。样本A1用自凝树脂灌注成定位样块，将定位样块置入定位框中紧固，令微型夹嘴钳夹口夹紧托槽的翼钩后，启动万能拉伸试验机。微型夹嘴钳拉着托槽翼钩沿垂直中心线以2 mm/min速度匀速上移，测试仪自动记录载荷与位移曲线，直至托槽从离体牙釉质面上被拉断，即可测得样本A1的拉伸黏结强度（TBS）。

按上述程序再完成样本B2的托槽拉伸黏结强度（TBS）测试。

## 二、托槽剪切黏结强度（SBS）测试

托槽剪切黏结强度（SBS）测试装置如图6-3所示。托槽剪切黏结强度（SBS）测试样本A2、B1各制备5个样本。

托槽剪切黏结强度（SBS）测试程序：先将样本A2用自凝树脂灌注成定位样块，固化24 h后将其置入定位框中定位紧固，令托槽翼钩与托槽垂直剪切压板的一端相吻合，启动万能拉伸实验机，万能拉伸实验机夹头以2 mm/min的速度匀速下压，托槽垂直剪切压板下压至托槽翼钩上，测试仪会自动记录载荷-位移曲线，直至将托槽从离体牙釉质面上剪断，即可测得样本A2的剪切黏结强度。

按上述程序再完成样本B1的托槽剪切黏结强度（SBS）测试。

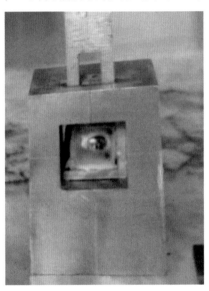

图6-3　托槽剪切黏结强度测试装置

## 三、黏结剂残留指数ARI的测定

托槽从离体牙上被拉断、剪断后，用扫描电子显微镜观察残留在托槽底板上的树脂黏结剂材料，并对托槽底板上残余黏结剂的含量进行$ARI_{托槽}$评分：

0分——托槽底板上无残留黏结剂；

1分——托槽底板上有黏结剂残留，残留面积小于原黏结剂截面积的1/2；

2分——托槽底板上有黏结剂残留，且残留面积大于原黏结剂截面积的1/2；

3分——所有黏结剂都残留托槽的底板面上。

### 四、统计学分析

电子万能拉伸实验机自动记录载荷连续形变量，黏结强度符合正态分布，采用均数加减标准差（$X \pm S$）表示；根据是否满足方差分析条件，采用非参数Kruskal-Wallis检验；任意A组与B组间ARI$_{托槽}$评分比较，采用非参数Mann-Whitney检验；A1组、A2组与B1组、B2组间TBS、SBS值比较，采用独立样本$t$检验。所有数据采用SPSS13.0统计学软件处理，双侧检验，$\alpha = 0.05$为检验水准，$P < 0.05$为差异有统计学意义。

## 第三节　扫描电子显微镜（SEM）观察与 EDS能谱测试分析

### 一、扫描电子显微镜（SEM）观察

A、B两组样本托槽从离体牙釉质面上被拉断或剪断后，对釉质面及托槽底板面进行喷金处理，导电后通过扫描电子显微镜（SEM）进行断面形貌观察。

通过SEM观察20个样本离体牙釉质面与托槽底板面黏结剂形貌，分别设定500×、2000×、5000×、10000×，确认托槽底板黏结剂截断面上是否有羟基磷灰石晶体结构存在，以及离体牙釉质面上是否存在点蚀、被损伤的形态。

### 二、EDS能谱测试分析

A、B两组样本托槽从离体牙上被拉断或剪断后，对截断面进行喷金处理后进行EDS能谱面分布或GTS光子数量线分布分析，测定托槽底板黏结剂断面上Ca、P、O、C等元素的分布含量与原子百分比（％）。

# 第四节　实验测试结果

## 一、黏结剂残留指数ARI$_{托槽}$评分测定结果

托槽评分测定结果见表6-2。

表6-2　黏结剂残留指数ARI$_{托槽}$测定

| 分组 | ARI$_{托槽}$ | | | | |
|---|---|---|---|---|---|
| | 0分 | 1分 | 2分 | 3分 | 总计（$n=182$） |
| A | 0 | 8 | 31 | 32 | 71 |
| B | 0 | 9 | 39 | 23 | 71 |
| A1 | 0 | 1 | 4 | 5 | 10 |
| B1 | 0 | 2 | 4 | 4 | 10 |
| A2 | 0 | 2 | 4 | 4 | 10 |
| B2 | 0 | 0 | 4 | 6 | 10 |

从测定结果看，A组和B组ARI$_{托槽}$分数统计学无显著差异。

A组ARI$_{托槽}$结果：3分（45.07%），2分（43.66%），1分（11.27%）；

B组ARI$_{托槽}$结果：2分（54.95%），3分（32.32%），1分（12.68%）。

对ARI$_{托槽}$分析，A1组和B2组ARI$_{托槽}$统计学无显著差异，A2组和B2组ARI$_{托槽}$无显著统计学差异，A1组和B1组ARI$_{托槽}$值无明显统计学差异。

托槽TBS与SBS的结果（表6-3）显示，光固化树脂黏结剂组TBS和SBS均大于京津釉质黏结剂组，差异具有统计学意义（$P<0.05$）。

表6-3　A、B两种黏结剂黏结托槽的黏结强度（MPa）

| 黏结强度 | 黏结剂 | | | |
|---|---|---|---|---|
| | 光固化树脂黏结剂 | 京津釉质黏结剂 | $t$ | $P$ |
| TBS | 2.11 ± 0.11 | 1.65 ± 0.65 | 2.159 | 0.045 |
| SBS | 35.88 ± 5.88 | 25.81 ± 5.81 | 2.474 | 0.024 |

## 二、托槽黏结强度TBS与SBS测试结果

### 1. 托槽拉伸黏结强度（TBS）测试结果

对A1、B2两组样本做拉伸黏结强度测试，每组做5个样本的测试，取平均值。用电子万能拉伸试验机测试并记录载荷作用下应力–应变关系曲线（图6-4）。

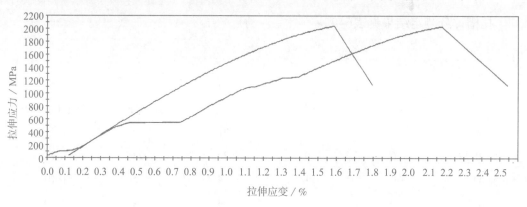

图6-4　托槽拉伸黏结强度曲线

离体牙用光固化树脂黏结剂黏结燕尾状底板金属托槽样本（B2）的平均抗拉伸黏结强度（TBS）值为（2.11±0.46）MPa；而离体牙用京津釉质黏结剂黏结燕尾状底板金属托槽样本（A1）的平均抗拉伸黏结强度（TBS）值为（1.65±0.48）MPa。B2组样本的平均抗拉伸黏结强度（TBS）明显大于A1组样本的平均抗拉伸黏结强度（TBS）值。

### 2. 托槽剪切黏结强度（SBS）测试结果

对 A2、B1两组样本做剪切黏结强度（SBS）测试，每组各取5个样本进行测试，取平均值。测试过程电子万能拉伸实验机会自动记录载荷–位移曲线（图6-5）。

离体牙用光固化树脂黏结剂黏结燕尾状底板金属托槽样本（A2），其平均抗剪切黏结强度（SBS）值为（35.88±9.61）MPa；而离体牙用京津釉质黏结剂黏结燕尾状底板的金属托槽样本（B1），其平均抗剪切黏结强度（SBS）值为25.81 MPa。A2组样本抗剪切黏结强度明显大于B1组样本平均抗剪切黏结强度。

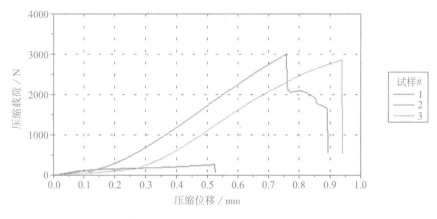

图6-5　托槽剪切黏结强度曲线

# 第五节　离体牙釉质面损伤的探讨

## 一、扫描电子显微镜（SEM）下的形貌观察

实验测试是在口外模拟口内仿真环境下，对离体牙（前磨牙）牙釉质进行酸蚀处理后，用两种不同黏结剂黏结燕尾状底板金属托槽，固化24 h后浸入人工唾液水浴处理，24 h后取出吹干再行拉伸、剪切黏结强度测试。用扫描电子显微镜观察被拉断、剪断的离体牙釉质面及托槽底板上黏结剂的断口形貌，将电子显微镜倍数从500×依次放大至10000×观察，可以发现离体牙釉质面上存在点蚀被损伤的形态（图6-6和图6-7）；而在金属托槽燕尾状底板一侧可见磷灰石残留体（白

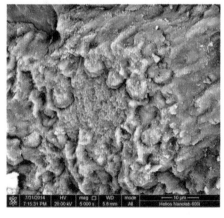

图6-6　离体牙釉质面上的点蚀形态

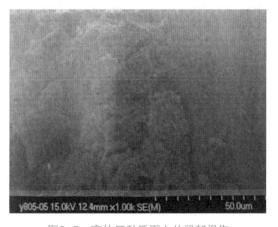

图6-7　离体牙釉质面上的局部损伤

点，图6-8），将残留体放大10000×后可见羟基磷石晶体结构（图6-9），高倍（50000×）观察到的磷灰石晶体结构如图6-10所示。

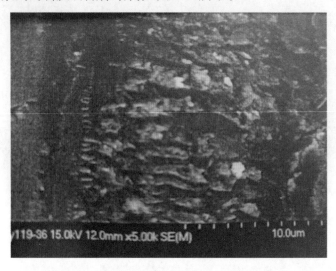

图6-8　托槽底板黏结剂截断面上的磷灰石残留体

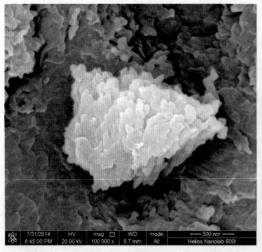

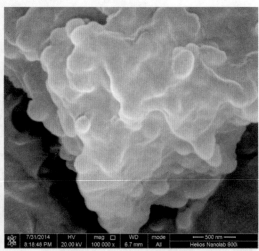

图6-9　羟基磷灰石晶体结构（10000×）　　　图6-10　高倍观察到的晶体结构

## 二、EDS能谱分析

通过EDS能谱对离体牙釉质损伤面与金属托槽底板断口进行面分布测试如图6-11所示，发现两种黏结剂断口上聚集晶体Ca的含量达23.22%，而离体牙釉质面上Ca的含量为27%。

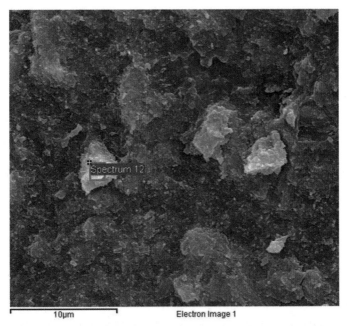

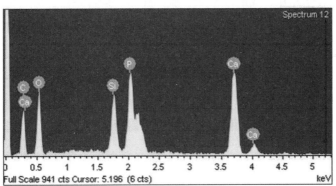

| 元素 | Wt% | At% |
|------|------|------|
| C | 31.97 | 44.24 |
| O | 41.28 | 42.88 |
| Si | 4.92 | 2.91 |
| P | 7.56 | 4.05 |
| Ca | 14.28 | 5.92 |
| 总含量 | 100.00 | 100.00 |

图6-11　底板黏结剂断口上Ca含量能谱图

　　上述检测观察发现，不论使用光固化树脂黏结剂还是京津釉质黏结剂，在离体牙上黏结托槽，经拉伸、剪切后，都会在离体牙釉质界面上观察到损伤点；在托槽底板黏结剂断面观察到羟基磷灰石晶体结构。在20个样本中，有6个样本的黏结剂断裂界面上观察到釉柱晶体结构，是存在磷灰石系列形态学的证据，可以确认牙体在去除托槽后，牙釉质面会形成点损伤。为什么黏结剂会与牙体釉柱有相互作用？在关于树脂黏结剂的黏结机理中阐述过，树脂黏结剂与牙体釉质面的黏结包括机械结合、吸附扩散、化学结合。通过实验测试发现，羟基磷灰石形成的晶体结构呈无规律或呈板条状排列，形貌特征与扫描电子显微镜观察到的微观结构相吻合；在金属托槽底板树脂黏结剂截断界面上各元素含量为（按原子重量百分比计算）：Ca含量为23.22%、P含量为11.53%、O含量为44.36%，它们均属磷灰石系列。但树脂黏结剂与金属托槽中均不含Ca，Ca的来源需要进行更深入的实验研究，定性定量地测试分析造成釉柱的点蚀损伤是机械结合还是化学结合，经过临床模拟实验探讨其产生的机制原理。托槽自离体牙上被拉断、剪断后，可存在三种形态特征的断裂面：离体牙釉质面–树脂黏结剂形成的断裂面、树脂黏结剂内部之间形成的断裂面、树脂黏结剂–燕尾状金属托槽底板形成的断裂面。应用国际标准ARI记分指标来确认光固化树脂黏结剂与京津釉质黏结剂黏结燕尾状金属托槽底板与离体牙釉质面的黏结效果，所测得ARI记分越低，表示残留在离体牙釉质表面的树脂黏结剂就越多，说明树脂黏结剂与离体牙釉质面之间的黏结强度越高，故树脂黏结剂的断裂就会多发生在金属托槽底板与树脂黏结剂界面上，这就不利于重新黏结托槽与牙釉质面的抛光、复原处理。因此临床上应尽量保证托槽的黏结有一定的抗拉伸、剪切强度，还要降低ARI记分。而ARI记分越高，就表明树脂黏结剂断裂所处的部位趋于树脂黏结剂–离体牙釉质的界面。

### 三、牙齿釉质面点蚀与龋损

#### 1. 点蚀与龋损

通过临床对患者牙齿矫治完成后，去除托槽会造成对患者牙釉质面点蚀的损伤。经过口外模拟，对黏结托槽的离体牙的釉质面和黏结剂断口的扫描电子显微镜观察、能谱测试分析，以及经过超景深光学显微镜的观察等检测手段，充分确认不论用何种黏结剂黏结托槽，当去除托槽后均会对患儿的牙齿釉质面造成点蚀损伤，尤其是被点蚀的牙齿釉质面（图6-12）。点蚀的牙齿常年会浸润在唾液酸蚀环境下，更易从牙釉质面点蚀处，出现无机矿物流失，造成釉质钙流失（脱矿）和釉柱间有机质的分解后，渐渐形成釉质面点蚀处的浅龋，再由浅龋发展为中龋、深龋、龋洞（图6-13），乃至牙齿龋化，甚至牙齿脱落。随着患者牙齿龋损的发展，进而会导致牙本质的软化、细菌侵害牙髓与内部组织，进而诱发牙髓炎，严重的可能导致颌骨发炎。

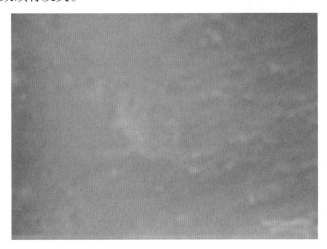

图6-12　釉质面上的点蚀

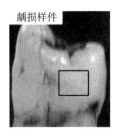

龋损样件

图6-13　釉质面上的龋洞

2. 患者牙釉质面点蚀及浅龋的检测技术

1）传统检测与现代光学检测技术

传统检测技术包括视诊、X射线及探针检测。

现代光学检测技术主要包括荧光效应与双折射效应的牙齿检测，临床中可作为牙齿釉质面浅损的检测与诊断。要对早期造成牙釉质面点蚀或矿物流失进行可靠准确的量化，就必须选取先进的无损检测方法与技术，实现快速量化检测与诊断，来控制龋齿的发展与病变。

2）现代光学检测技术

现代光学检测技术已应用于牙齿釉质面点蚀的检测与牙齿釉质面龋损的检测和诊断。

（1）用远景深光学显微镜检测。远景深光学显微镜的组成包括相机单元、控制旋钮、镜头自动识别器、测试平台、计算机、显示屏与AC电源，如图6-14所示。

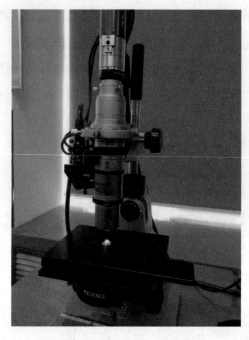

图6-14　远景深光学显微镜

　　检测操作程序：对离体牙釉质面进行光白处理后清洗并吹干，制备好样本；将牙齿样本压入橡胶泥中，置入测试平台中心处，按聚光点对准牙齿釉质面测试点，确定观察倍数，调旋钮聚焦自动识别，传输计算机显示屏图像，保存，完成测试（图6-15）。

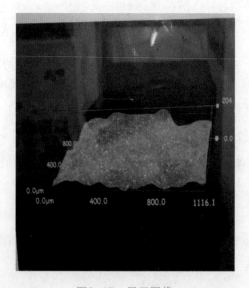

图6-15　显示图像

（2）红外探测器（HgCdTe 2～12 μm）检测技术。由于牙齿硬组织为高散射半透明介质，在激光作用下，牙齿组织会吸收激光而产生扩散光场，形成光子密度波扩散光场（或光子密度波），在牙齿组织内部可释放光子能量，由于非辐射复合（光热效应），使大部分光子能量扩散过热。由808 nm半导体激光产生的热波信号，而获取牙齿釉质面点蚀或龋损的特性参数，再获取牙釉质面点蚀或龋损层的光吸收系数、散射系数信号，计算点蚀或龋损深度及热扩散系数等，通过对牙齿组织的点蚀或龋损位置的光热辐射频以及通过扫描确定动态响应（辐频–相频）特性，利用最佳统计拟合对光热辐射频和相频响应，进行拟合后得到牙齿釉质面蚀损前后的参数，计算求解即完成测试（图6-16）。

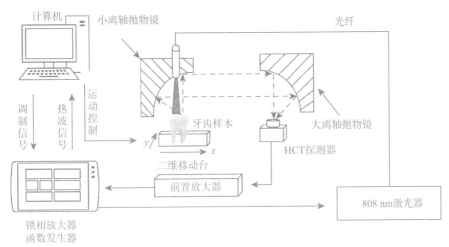

图6-16　光热辐射测量检测系统示意图

### 参考文献

［1］邢春旺，林成新. 四种黏结方法在离体氟斑牙上正畸托槽黏结强度实验研究［J］. 天津医科大学学报，2005（1）：107-109.

［2］邢春旺，杜文鹏. 激光照射对离体氟斑牙上正畸托槽黏结强度的影响［J］. 天津医药，2006（2）：99-100.

［3］苏涛，王星星，向彪，等. 不同刚度的无托槽隐形矫治器扩大上颌牙弓的有限元分析［J］. 口腔医学研究，2020，36（5）：454-458.

［4］ARANYA MANOSROI A，PATTAMAPUN K，KHOSITSUNTIWONG N，et al. Physicochemical properties and biological activities of Thai plant mucilages for artificial saliva preparation［J］.

Pharmaceutical Biology, 2015, 53（11）: 1653–1660.

［5］陈志红，刘丽，毛英杰. 3种合金在不同pH值人工唾液中电化学腐蚀的研究［J］. 国际口腔医学杂志，2009, 36（4）: 383–386.

［6］王俊成，王彬，何惠明，等. 人工唾液浸泡对两种牙本质黏结剂黏结界面的影响［J］. 临床口腔医学杂志，2009, 25（4）: 195–198.

［7］于晓霞，金艳，宋斌，等. 改良人工唾液对鼻咽癌放疗患者唾液pH值和缓冲能力的影响［J］. 口腔医学研究，2006（5）: 475–477.

［8］EVANGELOS P, ABUNINA M, BELOV A, et al. Statistical analysis on the current capability to predict the Ap Geomagnetic Index［J］. New Astronomy, 2021, 86（7）: 101570.

［9］段娇红，宋九余. 三种正畸黏结剂黏结性能的体外研究［J］. 沈阳部队医药，2008（6）: 380–382.

［10］王春晔，邵坪，赵媛，等. 瓷修复体与金属托槽黏结强度的实验研究［J］. 中国美容医学，2012, 21（2）: 257–260.

［11］赖颖真，丘雨蓓，林珊. 固化光源对正畸托槽光敏黏结剂抗剪切强度及黏结剂残留指数影响的研究［J］. 口腔医学研究，2012, 28（3）: 268–271.

［12］苏嘉平. 不同黏结技术在正畸黏结中的应用评价［J］. 苏州大学学报: 医学版，2004（3）: 423–424.

［13］王秋影，田玉楼. 间接黏结法黏结托槽强度的研究［J］. 世界最新医学信息文摘，2016, 16（46）: 14–15.

［14］董俊超，李任，温黎明，等. Z-prime™ Plus对正畸黏结剂与氧化锆修复体间黏结强度及微渗漏的影响［J］. 牙体牙髓牙周病学杂志，2016, 26（8）: 485–487.

［15］OZER T, BASARAN A, KAMA J D. Surface roughness of the restored enamel after orthodontic treatment［J］. Am J Orthod Dentofac Orthop, 2010, 137: 368–374.

［16］SOREL O, EL ALAM R, CHAGNEAUB F. Comparison of bond strength between simpie foil mesh and laser-structured base retention brackets［J］. Am J Orthod Dentofac Orthop, 2002, 122: 260–266.

［17］ELIADES T, BOURAUEL C. Intraoral aging of orthodontic materials: the picture we miss and its clinical relevance［J］. Am J Orthod Dentofac Orthop, 2005, 127: 403–412.

［18］BENNETT C G, SHEN C, WALDRON J M. The effects of debonding on the enamel surface［J］. J Clin Orthod, 1984, 18: 330–333.

［19］BISHARA S E, OSTBY A W, LAFFOON J, et al. Enamel cracks and ceramic bracket failure during debonding in vitro［J］. Angle Orthod，2008，78：1078-1083.

［20］COREIL M N，MCINNES-LEDOUX P，LEDOUX W R，et al. Shear bond strength of four orthodontic bonding systems［J］. Am J Orthod Dentofacial Orthop，1990，97：126-129.

［21］LOPEZ J J. Retentive shear strength of various bonding attachment bases［J］. Am J Orthod，1980，77：669-678.

［22］PICKETT K L. In vivo orthodontic bond strength：comparison with in vitro results［J］. Angle Orthod，2001，71：141-148.

［23］ZANARINIA M，GRACCOB A，LATTUCAC M，et al. Bracket base remnants after orthodontic debonding［J］. Angle Orthodontist，2013，83：885-891.

［24］PONT H B，OZCAN M，BAGIS B，et al. Loss of surface enamel after bracket debonding：an in-vivo and ex-vivo evaluation［J］. Am J Orthod Dentofac Orthop，2010，138：387-389.

［25］徐永涛，徐实谦. 口腔正畸牙体黏结托槽测试抗拉伸剪切强度用胎类具：中国，ZL201410616184.［P］.2014-10-23.

［26］HANSSON O，MOBERG L E. Evaluation of three silicoating methods forresin-bonded prostheses［J］. Scand J Dent Res，1993，101：243-251.

［27］KATO H，MATSUMURA H，ATSUTA T. Bond strength and durability of porcelainbonding systems［J］. JIJ Porsthet Dent，1996，75（2）：163-168.

［28］陈治清，管利民. 口腔黏结学［M］. 北京：北京医科大学中国协和医科大学联合出版社，1992：154-156.

［29］KUSSANO C M，BONFANTE G，BATISTA J G，et al. Evaluation of shear bond strength of composite to porcelain according to surface treatment［J］.Braz Dent J. 2003，14（2）：132-135.

［30］齐小秋.第三次全国口腔健康流行病学调查报告［M］.北京：人民卫生出版社，2008.

［31］HUANG S B，GAO S S，YU H Y.Effect of Nano-hydroxyapatite Concentration on Remineralization of Initial Enamel Lesion in Vitro［J］. Biomed Mater，2009（4）：0341041-0341046.

［32］廖颖敏，电诱导牙釉质表面羟基磷灰石涂层的制备及其机理研究［D］.厦门：厦门大学学位论文，2008：118.

［33］TOPPING G V A，PITTS N B. Clinical Visual Caries Detection［J］. Monogr Oral Sci Basel Karger，2009（21）：15-41.

［34］NEUHAUS K W，ELLWOOD R，LUSSI A，et al. Traditonal Lesion Detection Aid［J］. Monogr Oral Sic，2009（21）：42-51.

［35］RAPER H R. Practical Clinical Preventive Dentistry Based Upon Periodic Roentgen-ray

［36］WENZEL A. Bitewing and Digital Bitewing Radiography for Detection of Caries Lesions［J］. J Dent Res，2004，83（suppl 1）：C72-C75.

［37］陈庆光.牙齿组织光散射机理及龋齿早期检测研究［D］.杭州：浙江大学，2011：4.

［38］周晓明，辛彤，张轶男，等.牙齿龋病的检测方法比较［J］.中国疗养医学，2014，23（3）：243-244.

［39］HARTLES R L，LEAVER A G. The Fluorescence of Teeth Under Ultraviolet Irradiation［J］. Biochwm Journal，1953，54（4）：632-638.

［40］ZEZELL D M，RIBEIRO A C，BACHMANN L，et al. Characterization of Natural Carious Lesion by Fluorescence Spectroscopy at 405nm Excitation Wavelength［J］. Journal of Biomedical Optics，2007，12（6）：064013.

［41］SAKAGAMI T，KUBO S，NAGANUMA T，et al. Development of a New Diagnosis Method for Caries in Human Teeth Based on Thermal Images under Pulse Heating［J］. Proc of SPIE，2001（4360）：504-510.

［42］MANDELIS A. Review of Progress in Theoretical，Experimental and Computational Investigations in Turbid Tissue Phantoms and Human Teeth Using Laser Infrared Photothermal Radiometry［J］. Proc. of SPIE，2002（4701）：373-383.

［43］JEON R J，HAN C，MANDELIS A，et al. Diagnosis of Pit and Fissure Caries Using FD-PTR and Modulated Laser Luminescence［J］. Caries Research，2004，38（6）：497-513.

［44］MATVIENKO A，MANDELIS A，JEON R J，et al. Theoretical Analysis of Coupled Diffuse-photon-density and Rhermal-wave Field Depth Profiles Photother- mally Generated in Layered Turbid Dental Structures［J］. Journal of Applied Physics，2009，105（10）：102022.

［45］TABATABAEIA N，MANDELIS A，AMAECHIB B T. Thermophotonic Lock-in Imaging：A Novel Early Caries Detection and Imaging Modality［J］. Proc. of SPIE，2011，7884：44-55.

［46］沈红，胡德渝.定量光激发荧光技术检测乳磨牙窝沟封闭效果的临床研究［J］.口腔医学，2013，33（3）：148-150.

［47］唐静，刘莉，李颂战. 基于荧光特征光谱的龋齿诊断新技术［J］.光学学报，2009，29（2）：454-458.

# 第七章
# 正畸力数值模拟三维有限元分析

正畸牙体的移动，是在力的作用下牙周组织发生相应的组织改建，牙齿由异常位置变为正常位置的过程。研究不同加载力作用下牙齿及其支持组织的位移、应力、应变分布，对临床中正确掌握和使用正畸力具有重要的意义。

三维有限元分析法能较好地模拟形态不规则的生物组织，并能给出结构内任意部位、任意时刻的应力状态和位移，是正畸牙齿移动生物力学研究中非常有效的分析方法，在口腔正畸学领域有广泛的应用。20世纪80年代初，首次利用有限元分析法得到在不同正畸力作用下牙周组织的应力分布；1994年，Wilson等利用有限元分析法研究得到在垂直力（伸长和压低）作用于牙尖时牙周膜的应力分布状态；1999年，Jeon等对上颌第一恒磨牙利用三维有限元模型在多种矫治力系统作用下牙周组织内的应力分布进行了研究；2002年，Rudolph等建立了上颌中切牙的有限元模型，计算得到在五种正畸系统力作用下牙周支持组织内的应力分布；2008年，哈尔滨医科大学的研究者开展了多项与正畸力相关的数值模拟仿真研究工作，给出了正畸牙齿牙釉质、牙本质、牙周膜、带环、弓丝、牙槽骨结构内任意部位、任意时刻的应力状态和位移矢量。三维有限元分析法是正畸牙齿等移动生物力学中非常有价值的分析方法。

本章介绍如何利用三维有限元分析法进行牙齿组织结构的应力、位移分析，进而得到完成牙齿移动的最佳载荷，为临床提供参考。

## 第一节　上颌第一前磨牙远中移动三维有限元分析

本节将建立上颌第一前磨牙远中移动的三维有限元模型，研究上颌第一前磨牙远中移动时，在不同载荷条件下牙体组织、牙槽骨的应力分布与位移变化。

Examinations［J］. J Am Dent Assoc，1925，12（9）：1084–1100.

## 一、建模材料准备

### 1. 样本

选取一位女性患者，要求牙列完整，无牙周病，无颞下颌关节病，未经正畸治疗，身体健康；上颌第一前磨牙形态正常，排列在牙弓正常位置，完整无损，咬合正常。牙槽骨高度正常，无牙结石、无龋坏、牙周膜正常，牙槽骨未被吸收。

### 2. 仪器及软件

（1）西门子64排螺旋CT机、计算机。
（2）Mimics软件：完成灰度值计算。
（3）Ansys软件：包括前处理模块、求解器与后处理模块。

## 二、数值模拟前处理

### 1. 建立三维有限元模型

1）第一前磨牙切片处理（CT扫描形成点云文件）
（1）CT断层扫描（牙高18 mm，牙冠宽11 mm）。采用西门子64排螺旋CT机进行扫描，层厚1 mm，间距0.4 mm，选取断层影像54张。
（2）图像处理。利用DICOM 3.0软件将图像存入计算机（图7-1）。

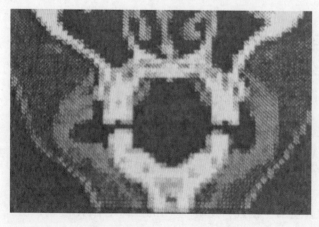

图7-1　CT扫描图

2）三维实体造型

利用有限元软件，先对牙体牙冠、牙槽骨进行有限元模型的建立。

第一步：建立准确的牙体、牙槽骨的三维几何模型，先用三维设计软件，按牙体1∶1的比例，对牙体、牙槽骨进行三维实体数字化建模。即根据牙体、牙冠、牙冠径，牙根、根尖、牙槽骨特征，绘制牙体、牙槽骨的纵向截面形状后再扫描，建立其准确的离体牙牙槽骨成型系统。

第二步：运用Ansys软件对牙体进行三维有限元分析，建立牙体、牙槽骨三维模型。

## 2.单元网格划分

将CT扫描图像数据导入Mimics软件中进行处理，单元网格自动划分。采用四面体单元，将其分割成简单的单元体，利用单元节点变量进行R模拟，把圆和角一起导入；立体模型尺寸急剧变化的部分网格应加密，简单平坦区域网格可稀疏。最后，完成网格划分（图7-2）。

再利用Mimics软件的灰度处理功能，将三维立体模型分为不同材质，即牙釉质、牙本质、牙骨质、牙槽骨（图7-3）。

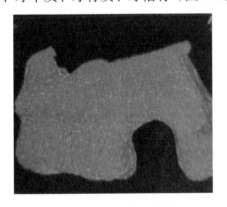
图7-2　三维实体网格划分

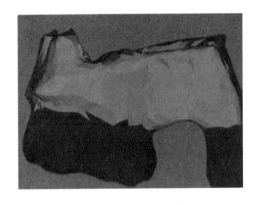
图7-3　三维实体模型灰度图

## 三、三维有限元数值模拟

网格划分完再输入相应的载荷值、边界条件。

### 1. 材料参数

1）模型材料及组织

所设置模型材料及组织，均假定为均质、各向同性的线弹性材料，材料受力后为小变形，牙体受力后采用Von-Mises应力。牙体、牙周组织材料的弹性模量及泊松比见表7-1。

表7-1 牙组织材料的参数

| 材料 | 弹性模量/MPa | 泊松比 |
| --- | --- | --- |
| 牙釉质 | 41400 | 0.3 |
| 牙本质 | 18600 | 0.32 |
| 牙骨质 | 18600 | 0.32 |
| 牙槽骨 | 21980 | 0.15 |

2）单元及节点

选取3800个单元和5000个节点，运用Ansys软件完成计算。

2. 求解计算

应用三维有限元软件，对牙体、牙槽骨的应力、应变和位移进行模拟。

1）边界条件

牙槽骨根底整体固定，在$x$、$y$、$z$三个方向上的位移设定为固定的约束边界。

2）矫治力载荷设计

矫治力载荷包括如下几种。

（1）在第一前磨牙近中面加载水平方向推力，力值为0.686 N、0.98 N、1.47 N、1.96 N、2.45 N、2.94 N。

（2）在第一前磨牙近中面加载水平方向推力1.47 N（要限制咬合面转角）。

（3）在第一前磨牙远中面加载水平方向拉力1.47 N（要限制咬合面转角）。

（4）在第一前磨牙近中面、远中面分别加载水平方向推力0.735 N，水平方向拉力0.735 N（要限制咬合面转角）。

（5）在第一前磨牙颊面中心加载远中水平方向推力1.47 N。

（6）在第一前磨牙舌面中心加载远中水平方向推力1.47 N。

（7）在第一前磨牙颊面中心，舌面中心分别加载远中水平方向力0.735 N。

四、 三维有限元数值模拟结果（牙齿与其支持组织的应力分布及位移）

在第一前磨牙近中面加载水平方向推力1.47 N，最大Von-Mises应力为9.67 MPa，发生在第一前磨牙根部，其他部位为低应力区，在1.07 MPa以内，即图7-4中标记

"1"的部分。最大位移0.275 mm发生在第一前磨牙冠的𬌗面，即图7-5中标记为
"2"的部分，其他部位位移在0～0.028 mm范围内（图7-5中标记为"1"的
部分）。

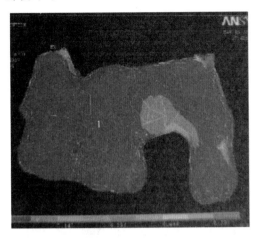
图7-4　近中面加载推力时的Von-Mises应力

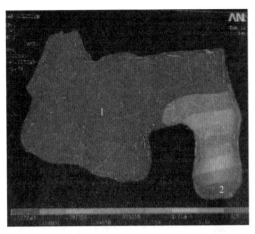
图7-5　最大位移

在第一前磨牙远中面加载水平方向拉力1.47 N，其最大Von-Mises应力值为
8.77 MPa，发生在第一前磨牙根部及推力加载部位，即图7-5中标记为"2"的部
分，其他部位为低应力区，在0.97 MPa以内，即图7-5中标记"1"的部分。最大位
移0.236 mm发生在第一前磨牙牙冠的𬌗面，第一前磨牙自牙冠𬌗面向牙根逐渐变
小，由浅色渐变为深色，其他部位位移小，在0.026 mm以内，为图7-6中标记"1"
的部分。

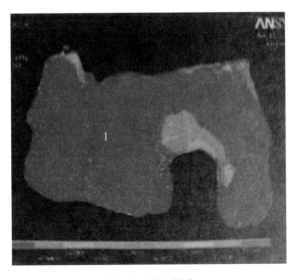
图7-6　最小位移

在第一前磨牙颊面中心加载远中水平方向推力1.47 N，其最大Von-Mises应力值为9.47 MPa，发生在第一前磨牙的根部，即图7-7中标记为"2"的区域，其他部位为低应力区，为1.05 MPa，即图7-7中标记为"1"的区域。其最大位移为0.252 mm，发生在第一磨牙牙冠𬌗面的颊尖，即图7-7中标记为"2"的区域，第一前磨牙自牙冠𬌗面向牙根部位逐渐变小，由深色渐变为浅色，其他部位在0.027 mm以内，如图7-8中标记为"1"的部分。

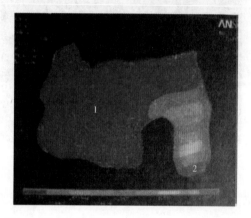 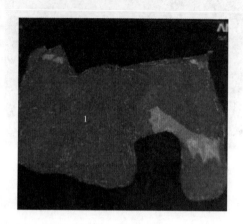

图7-7　远中面加载水平推力的Von-Mises应力　　　　图7-8　位移

## 五、结果分析

### 1. 整体移动对Von-Mises应力及位移的影响

在第一前磨牙近中面载荷水平方向加载推力1.47 N，限制𬌗面转角，由图7-4可知，最大Von-Mises应力值为9.67 MPa，并发生在第一前磨牙的根部，最大位移为0.275 mm，发生在第一前磨牙牙冠𬌗面，第一前磨牙与第一恒磨牙牙冠𬌗面的相对位移为0.247 mm。

### 2. 载荷对Von-Mises应力及位移的影响

在第一前磨牙远中面载荷水平方向加载拉力1.47 N，并限制转角情况下，由图7-5可知，最大Von-Mises应力值为8.77 MPa，并发生在第一前磨牙的根部，最大位移为0.236 mm发生在第一前磨牙牙冠的𬌗面，第一前磨牙与第一恒磨牙牙冠𬌗面的相对位移为0.210 mm。

### 3. 载荷部位对Von-Mises应力及位移的影响

在第一前磨牙颊面上载荷远中水平方向加载推力1.47 N时，由图7-7、图7-8可看出，最大Von-Mises应力值为9.47 MPa，并发生在第一前磨牙的根部，最大位移为0.252 mm，发生在第一前磨牙牙冠殆面的颊尖，第一前磨牙与第一恒磨牙牙冠的相对位移为0.225 mm。

综合上述分析，可预知牙体的Von-Mises应力及位移量是随载荷增加而增加；整体移动较为合理，其Von-Mises应力值相对较低。

## 第二节　恒磨牙黏结带环三维有限元分析

应用Abaqus软件具体分析开口带环与离体第一磨牙之间的黏结与模拟，作为三维有限元分析系统的主体，输入数据并进行计算，以Cohesive黏结单元为基础，选取离体左下颌第一磨牙（及一段牙槽骨）建模分析。

### 一、数值模拟前处理

#### 1. 建立三维有限元模型

1）磨牙外形测量数据（图7-9、图7-10、图7-11、图7-12）
（1）离体牙高为18 mm，牙冠宽为11 mm。
（2）CT扫描形成点云文件。

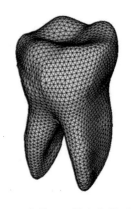

图7-9　离体牙三维立体模型

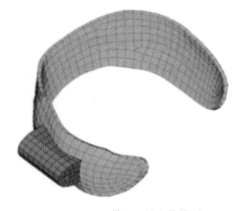

图7-10　开口带环三维立体模型

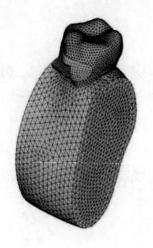
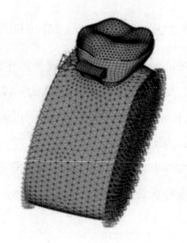

图7-11 牙槽骨离体牙开口带环三维立体模型　　图7-12 牙槽骨离体牙开口带环装配几何结构

**2）三维实体模型**

利用有限元分析软件，对牙体、牙冠、牙槽骨、黏结剂、开口带环进行有限元模型的建立；对离体牙进行切片处理，再由这些特征点，完成图像处理，利用Dicom3.0软件，将图像输入计算机，利用几何操作线性化处理，根据图纸建立牙体、牙冠、牙根、开口带环、黏结剂、牙槽骨特征，建立起牙体、牙槽骨、黏结剂、开口带环成型系统；再运用Abaqus软件，对牙体、牙槽骨、黏结剂、带环，进行三维有限元分析，建立牙体、牙槽骨、黏结剂、开口带环的三维立体模型。

**2. 网格划分**

（1）将三维实体模型通过Hypermesh，采用正四面体、正六面体中的映射网格划分方式，将所要研究的牙槽骨-离体磨牙-开口带环的实体模型，导入模拟分析软件Abaqus，把建好的模型文件转换成文件格式，将牙槽骨-离体磨牙-开口带环装到一起导入。

（2）其中离体牙牙槽骨是采用10节点四面体单元划分，离体磨牙的单元尺寸取0.8 mm，共8489个节点、39795个单元。

（3）开口带环为1166个节点、584个单元。

开口带环与离体磨牙之间采用Cohesive界面单元，来模拟两者之间的黏结关系，描述在正畸力的作用下，黏结剂是否会开裂及开裂到什么程度。

**3. 模拟界面脱黏的过程**

黏结剂厚度约为0.2 mm，界面单元为8个节点CoH3D8单元，单元尺寸为0.2 mm，开口带环模型的界面为2650个单元，2971个节点。

## 二、边界条件与载荷

对牙槽骨一段两端施加三向固定约束。

（1）设定在开口带环颊面管上载荷近中方向拉力20 N（临床应用传统带环矫形力为3~5 N，最大10~15 N）。

（2）用进口树脂加强型玻璃离子黏结剂RMGIC黏结带环，载荷达20 N以上。

（3）正畸过程，在开口带环颊面管上受到三种情况载荷：

近中向切向拉力，载荷为20 N；

远中向切向拉力，载荷为20 N；

垂直向切向拉力，载荷为20 N。

### 1. 材料的力学参数

设牙槽骨、离体牙为均质、各向同性的线弹性材料；开口带环为口腔正畸材料，1Cr18Ni9成分不锈钢奥氏体。离体磨牙、牙槽骨及开口带环材料的弹性模量、泊松比见表7-2；黏结剂RMGIC材料的弹性模量、剪切模量见表7-3。对进口树脂加强型玻璃离子黏结剂RMGIC进行有限元分析，其拉伸、剪切应力，都随着相对位移而增大（图7-13、图7-14）。

表7-2　材料力学参数

| 材　料 | 弹性模量 / MPa | 泊松比 |
| --- | --- | --- |
| 离体磨牙 | 1.8614 | 0.3 |
| 牙槽骨 | 1.3714 | 0.3 |
| 开口带环 | 2.115 | 0.3 |

表7-3　黏结剂RMGIC材料参数

| 弹性模量$E$ / MPa | 剪切模量 / MPa | 拉伸模量 / MPa |
| --- | --- | --- |
| 1000 | 300 | 300 |
| tn | Ts | tt |
| 2.5 | 7 | 7 |
| Gn（J·mm$^{-2}$） | Gs（J·mm$^{-2}$） | Gt（J·mm$^{-2}$） |
| 0.08 | 2.14 | 2.14 |

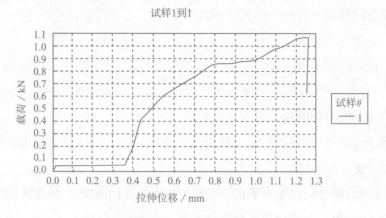

图7-13    拉伸应力与位移曲线（RMGIC）

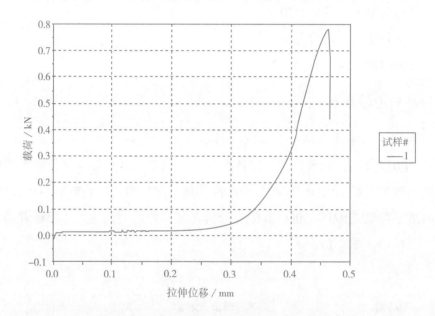

图7-14    剪切应力与位移曲线（RMGIC）

当应力增大至最大抗拉强度，即达到开裂水平，黏结剂承载能力迅速下降。在纯抗拉伸情况下，加强型黏结剂的临界开裂值为2.5 MPa；在纯剪切情况下，加强型黏结剂的临界开裂值为7.5 MPa。故加强型黏结剂抗剪切能力比抗拉伸能力强很多。其法向断裂能为0.08 J/mm²；其切向断裂能为2.1 J/mm²。

### 2. 树脂加强型玻璃离子黏结剂断裂过程数值模拟

1）近中方向黏结断裂过程数值模拟

离体牙用进口加强型玻璃离子黏结剂RMGIC黏结时，在近中方向载荷20 N作用下，在颊面管与开口带环过渡位置产生最大拉应力达26.2 MPa；在离体牙与牙槽骨交界处的拉应力达4.1 MPa。

整个界面单元，在颊侧受到剪切作用；在颊面管两侧的对应位置出现拉、压应力，其最大Von-Mises应力为1.44 MPa，法向应力为0.8 MPa，切向应力为0.59 MPa和0.68 MPa。

根据界面单元应力平方开裂准则，其应力状态未达到加强型黏结剂RMGIC开裂水平。表明在20 N拉力作用下，黏结单元不会产生破坏，所以开口带环与离体磨牙用加强型黏结剂RMGIC黏结，可满足使用要求。

当传统带环采用RMGIC黏结剂黏结时，在近中方向载荷20 N力的作用下，同样，在颊面管与带环过度位置产生最大应力Von-Mises，应力为19.5 MPa，牙齿与牙槽骨交界处的拉应力，同样为4.1 MPa。这表明，不同的正畸带环黏结在牙齿上，在同样切向力的作用下，对牙齿产生的应力是一致的。界面单元的最大Von-Mises应力为1.16 MPa，法向应力为10.7 MPa，切向力分别为0.54 MPa和0.59 MPa，同样未达到RMGIC黏结剂的开裂水平（图7-15）。

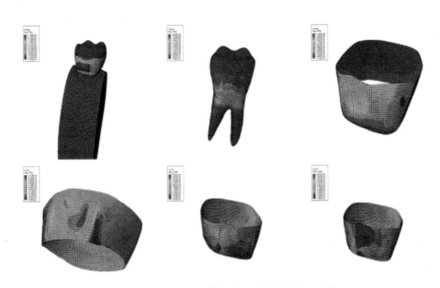

图7-15　不同时间段传统带环拉伸应力场分布图

2）远中方向黏结断裂过程数值模拟

当用进口加强型黏结剂黏结开口带环与离体磨牙，在远中载荷20 N作用下，在颊面管与开口带环过渡位置，产生最大拉应力达26.2 MPa。

离体磨牙与牙槽骨的交界处，其拉应力达4.1 MPa，故与近中向载荷20 N产生的拉应力相当。

整个界面单元在颊侧受到剪切作用，最大Von-Mises应力为1.44 MPa，其中法向应力为0.98 MPa。由于开口带环近中侧面无约束，与近中方向20 N产生的0.8 MPa相比，界面单元的法向拉应力更大，切向力分别为0.76 MPa和0.54 MPa，应力状态未达到加强性黏结剂的开裂水平，故在20 N拉力作用下，黏结单元不产生破坏。传统、开口带环在不同时段的剪切应力场的分布如图7-16所示。

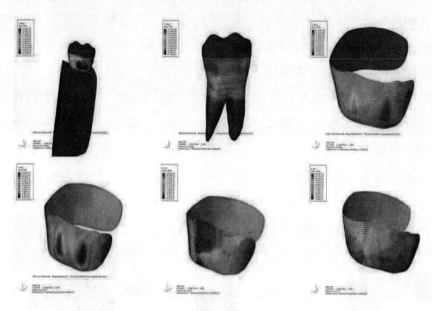

图7-16　开口带环不同时刻剪切应力场分布图

## 三、数值模拟结果预测

由模拟实验结果与实际实验结果比较，可预知计算机模拟结果和实际实验结果相近，证明开口带环的可行性。

数值模拟结果分析，界面应力和界面相对位移有一定的函数关系，垂直于裂纹面的拉应力$t_a$和裂纹面相对法向位移$\delta_n$及切向位移$\delta_s$、$\delta_t$增大，对应应力逐渐减小，即应力随裂纹面相对位移的增大而减小的规律，即是典型胶体结构曲线。

初始阶段，裂纹未出现，应力是随相对位移增加而增加；当应力达到开裂水平，胶体承载能力迅速下降；在裂纹开裂之前，Abaqus中的界面单元，所受到的应力与其相对位移是满足线性关系的，界面层的应力达到最高点之后下降最终降为零的过程，其数学表达式为：

$$\left\{\frac{t_n}{t_n^0}\right\}^2 + \left\{\frac{t_s}{t_s^0}\right\}^2 + \left\{\frac{t_\tau}{t_\tau^0}\right\}^2 = 1 \tag{7-1}$$

## 参考文献

［1］庞亚倩，张凯，冯大军.三维有限元法在口腔医学应用中的研究进展［J］.河北医科大学学报，2021，42（1）：121-124.

［2］韩耀辉，徐庚池，牟兰，等.三维有限元分析在口腔正畸领域的研究进展［J］.现代口腔医学杂志，2015，29（3）：179-182.

［3］林倩.腭根进入上颌窦的上颌第一磨牙在正畸力作用下的三维有限元分析［D］.福建：福建医科大学，2017.

［4］王梦含，葛振林，田黎，等.三种上颌快速扩弓方式扩弓效果的三维有限元分析［J］.中华口腔医学杂志，2017，52（11）：678-683.

［5］于淑婷，吴迪，向美玲，等.颧牙槽嵴区微种植体支抗正畸力方向的三维有限元分析［J］.中华口腔正畸学杂志，2018，25（1）：28-32.

［6］张娅.3D打印个性化增强支抗装置在正畸应用中的三维有限元分析［D］.重庆：重庆医科大学，2018.

［7］孙志涛.正畸力内收前牙对不同牙槽骨高度后牙影响的三维有限元分析［D］.青岛：青岛大学，2018.

［8］田姗璨，白蕊，徐晓梅，等.上颌尖牙在无托槽隐形矫治中伸长运动的三维有限元分析［J］.中国组织工程研究，2019，23（10）：1489-1495.

［9］张媛.短根牙在无托槽隐形矫正中不同移动方式下的三维有限元分析［D］.兰州：兰州大学，2019.

［10］吴倩，张彬，李楠，等.三维有限元分析在口腔医学领域的应用及研究进展［J］.世界最新医学信息文摘，2019，19（20）：95-96.

［11］孟雪欢，王春娟，王超，等.无托槽隐形矫治整体内收减数正畸患者前牙的三维有限元分析［J］.中华口腔医学杂志，2019（11）：753-759.

［12］吴倩.附件位置对隐形矫治器远移上颌磨牙影响的三维有限元分析［D］.唐山：华北理工大学，2020.

［13］万建英，江丽青，欧阳志强，等.两种不同截面正畸弓丝受力对下牙列影响的三维有限元分析［J］.江西医药，2020，55（12）：1743-1746.

［14］于文倩，李晓茜，陈思艺，等.上部结构材料对无牙下颌种植固定修复影响的三维有限元分析［J］.中华口腔医学杂志，2021，56（2）：190-195.

［15］SYED A U Y, ROKAYA D, SHAHRBAF S, et al. Three−Dimensional Finite Element Analysis of Stress Distribution in a Tooth Restored with Full Coverage Machined Polymer Crown[J]. Applied Sciences, 2021, 11（3）: 1220.

［16］KAMARA, JI X, LIU C, et al. The most stable pinning configurations in transverse supracondylar humerus fracture fixation in children: A novel three−dimensional finite element analysis of a pediatric bone model［J］. Injury, 2021, 01: 012.

［17］EL−SAYED H M, ZOHNY H N, RIAD H S, et al. A three−dimensional finite element analysis of concrete sleepers and fastening systems subjected to coupling vertical and lateral loads[J]. Engineering Failure Analysis, 2021, 122: 105−236.

［18］XU X, JIN X. 3−D finite element modeling of sequential oblique cutting of unidirectional carbon fiber reinforced polymer[J]. Composite Structures, 2021, 256: 113−127.

［19］SEUBERT A. A 3D FINITE ELEMENT FEW−GROUP DIFFUSION CODE AND ITS APPLICATION TO GENERATION IV REACTOR CONCEPTS［J］. EPJ Web of Conferences, 2021, 247: 02010−02012.

［20］GOTTLIEB E L, NELSON A H, VOGELS D S. Study of orthodontic diagnosis and treatment procedures part 1: Overall results［J］. Journal of Clinical Orthodontics, 1986, 20: 612−625.

［21］MALKOC S, COREKCI B, BOTSALI H E, et al. Cytotoxic effects of resin−modified orthodontic band adhesives: are they safe?［J］. The Angle Orthodontist, 2010, 80（5）: 890−895.

［22］STIRRUPS D R. A comparative clinical trial of a glass ionomer and a zinc phosphate cement for securing orthodontic bands［J］. Br J Orthod, 1991, 18: 15−20.

［23］MARGHERITA SANTORO, MICHANEL E, VICTOR AR, et al. Mesiodistal crown dimention and tooth size cliscrepancy of the permanent dentition of dominical American［J］. Angle Orthod, 2000, 70: 303−307.

［24］BOLTON WA. The clinical application of a tooth size analysis［J］. Am J Orthod, 1962, 48（4）: 504−529.

［25］KEITH K W. Mesiodistal crown diameters of the primary and permanent teeth in Southern Chinese［J］. Eur J Orthod, 1997, 19: 721−731.

［26］DORIS J M, BERNARD B W, KUFTINEC M M, et al. A biometric study of tooth size and dental crowding［J］. Am J Orthod, 1981, 79: 326−336.

［27］ZACHRISSON B U. A Posttreatment evaluation of direct bonding in orthodontics［J］. Am J Orthod, 1977, 71: 173−189.

［28］GEIGER A M, GORELICK L G, GWINNETT A J. Bond failure rates of facial and lingual attachments［J］. J Clin Otrhod, 1983, 17: 165-169.

［29］王毅, 张炅, 杨庆铭. 纳米级羟基磷灰石生物陶瓷涂层进展［J］. 国际骨科学杂志, 2009, 30（2）: 96-97.

［30］胡炜, 傅民魁. 正畸治疗中的口腔健康教育和卫生保健［J］. 中华口腔医学杂志, 2006, 41（5）: 313-315.

［31］周卉, 陈文杰. 固定正畸中使用颊面管支抗牙与使用带环支抗牙卫生状况临床研究［J］. 医学研究杂志, 2006, 35（10）: 63-64.

［32］DOWSING P, BENSON P E. Molar band re-use and decontamination: A survey of specialists［J］. J Orthod, 2006, 33（1）: 30-37.

［33］FULFORD M R, IRELAND A J, MAIN B G. Decontamination of tried-in orthodontic molar bands［J］. Eur J Orthod, 2003, 25（6）: 621-622.

［34］方红. 生物医学纳米材料研究现状与发展趋势的分析［D］. 南京: 东南大学, 2004, 10.

［35］方刚, 张丁. 树脂加强型玻璃离子水门汀临床初步应用的研究［J］. 中华口腔正畸学杂志, 2000, 7（3）: 123-125.

［36］WILTSHIRE W A. Shear bond strengths of a glass ionomer for direct bonding in orthodontics［J］. Am J Orthod Dentofacial Orthop, 1994, 106: 127-130.

［37］蒋孝煜. 有限元法基础［M］. 2版. 北京: 清华大学出版社, 1992.

［38］魏洪涛, 张天夫, 曾晨光. 牙颌三维有限元模型生成方法的探讨［J］. 白求恩医科大学学报, 2000, 6（2）: 51-52.

［39］FARAH J W, CRAIG R G, SIKARSKIE D L. Photoelastic and finite element stress analysis of a restored axisymmeyric fisrt molar［J］. Journal of biomechanics, 1973, 6（5）: 511-516.

［40］LAWN BRIAN. 脆性固体断裂力学［M］. 龚江宏, 译. 北京: 高等教育出版社, 2010.

［41］朱向荣, 王金昌. ABAQUS软件中部分土模型简介及其工程应用［J］. 岩土力学, 2004, 25（2）: 144-148.

［42］周储伟, 杨卫, 方岱宁. 内聚力界面单元与复合材料的界面损伤分析［J］. 力学学报, 1999, 3（3）: 18-19.

［43］周栾慧, 彭高峰, 杨四维. 正畸支抗种植体的三维有限元研究进展［J］. 口腔医学, 2009, 92（7）: 383-384.

［44］CHEN SI, LOU HANGDI, GUO LIANG, et al. 3-D finite element modelling of facial soft tissue and preliminary application in orthodontics［J］. Computer Methods in Biomechanics and Biomedical Engineering，2012，15（3）：255-261.

　　［45］VANESSA C，JIMÉNEZ MONTENEGRO，ALLAN JONES，et al. Physical properties of root cementum：Part 22. Root resorption after the application of light and heavy extrusive orthodontic forces：A microcomputed tomography study［J］. American Journal of Orthodontics & Dentofacial Orthopedics，2012，141（1）：1-9.

# 第八章
# 正畸临床矫治实验研究

二十年来，哈尔滨医科大学附属二院口腔正畸科指导研究生结合临床共进行过"弓丝与托槽槽沟间摩擦力测试技术""XF-Ⅰ型自锁托槽与弓丝间摩擦力的实验研究""陶瓷自锁托槽摩擦力测试""正畸托槽加热处理对摩擦力的影响""正畸后去除托槽对牙齿釉质面损伤的探讨""正畸过程三维有限元数值模拟分析"等与口腔正畸学科相关的临床实验研究。全部实验研究均应用国内外最先进的测试技术与方法，应用自主创新发明的精准测试仪器及其测试技术和基本原理，拓宽了口腔正畸学科专业知识，为口腔正畸科技工作者及从事此方面研究的研究人员提供参考。

## 第一节　仿真模拟空间三维测力仪

仿真模拟空间三维测力仪是在口外仿真模拟上、下颌骨及颞下颌关节做开、闭口运动时，对正畸过程空间三维产生的矫治力值（推力或拉力），由闭口至最大开口度时的应力值与位移量的变化规律；应用固定矫治技术，弓丝与托槽槽沟间产生的静、动摩擦力，关闭间隙作用力值，排齐牙齿、牙齿移动拉（压）簧空间三维作用力值均可完成精准的模拟测试，为临床正畸提供参考。

### 一、仿真模拟空间三维测力仪结构组成

仿真模拟空间三维测力仪由电动机变速机构、驱动装置、测控装置及模拟下颌骨结构等装置组成（图8-1）。

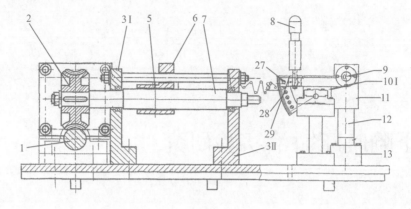

（a）主视图

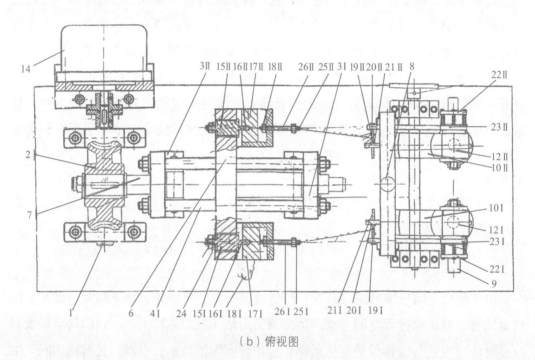

（b）俯视图

1—蜗杆；2—涡轮；3—支承架；4—导向杆；5—驱动螺母；6—传感器托架；7—驱动螺杆；8—三维移动手柄；

9—水平铰链轴；10—水平旋转分度盘定位块；11—模拟上颌骨架；12—模拟颌骨架垂直转轴；13—颌骨架基座；

14—电动机；15—传感器滑块定位螺栓；16—传感器定位紧固螺孔；17—传感器；18—放大器；19—多孔簧定位针

孔；20—定位紧固螺母；21—分度盘定位针；22—压簧托板；23—模拟下颌骨架；24—螺栓紧固螺母；25—上颌测

试杆测试孔；26—上颌测试杆；27—下颌骨架定位螺孔；28—分度盘螺纹定位孔；29—分度盘定位凹槽

图8-1　仿真模拟空间三维测力仪

电动机变速机构是由蜗杆、涡轮、电动机组成。

驱动装置是由支承架、导向杆、驱动螺杆、驱动螺母组成。

测控装置是由传感器托架、传感器滑块定位螺栓、传感器定位紧固螺孔、传感器、传感器信号放大器、螺栓紧固螺母组成。

模拟下颌骨结构装置是由三维移动手柄、水平铰链轴、水平旋转分度盘定位块、模拟上颌骨架、模拟颌骨架垂直转轴、颌骨架基座、多孔簧定位针孔、定位紧固螺母、分度盘定位针、压簧托板、模拟下颌骨架、分度盘定位凹槽、弧形位移分度盘、同步位移操作柄基座组成。

## 二、仿真模拟空间三维测力仪工作程序

### 1. 弓丝与托槽槽沟间静、动摩擦力测试

1）弓丝托槽槽沟间静、动摩擦力测试样本制作

首先确定是上颌关闭间隙移动牙齿，弓丝托槽摩擦力的测试。将模拟上牙颌矫治牙齿黏结好托槽，矫治弓丝入槽（沟），正常结扎。将模拟骀与矫正牙齿装配在模拟上颌骨架上，紧固；令矫治弓丝一端插入上颌测试杆测试孔中并用上颌测试杆紧固螺母紧固，同时调整上、下、左、右位移量，保证矫治弓丝呈沿传感器中心线拉动。

弓丝与托槽槽沟间摩擦力测试程序为：启动电动机，驱动螺母以1.5 mm／min的速度匀速带动传感器及上颌测试杆，拉动矫治弓丝一端，初始拉应力–位移量由传感器输出电压信号经放大器放大后进入示波器，形成应力–位移静摩擦力变化曲线，当应力值达到最大值时由最大静摩擦力转入动摩擦力值（图8-2）。

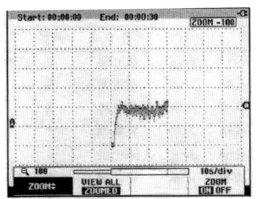

图8-2　静、动摩擦力曲线

2）固定矫治支抗不锈钢弹簧（含Ni-Ti丝拉簧）弹簧力测试程序

模拟口内装接，支抗端不锈钢弹簧先紧固至上颌测试杆测试孔中，另一端按矫治牙位及分度盘螺纹定位孔来调整弹簧角度并与矫治弓丝紧固后，即可由传感器输出电压信号经放大器放大后输入示波器，显示支抗力波形曲线V–ms变化曲线，再将电压信号转换成弹簧力，获取不锈钢弹簧矫治力。当采用Ni-Ti丝拉簧（或推簧）作为支抗力时测试程序同上，但Ni-Ti丝拉簧（或推簧）是只在人的唾液环境里

（37 ℃）完成矫治。

### 2. 固定矫治带环颊面管支抗矫治力测试程序

模拟下颌闭口水平位与传感器中心水平面重合，矫治弓丝进入槽后，两侧颊面管端弓丝分别放入上颌测试杆测试孔中并紧固，并按临床设计，进行结扎与支抗弹簧连接后双侧压力传感器分别会有电压信号输出，经放大器输入示波器，显示模拟两侧颊面管支抗力波形曲线，再将电压信号值转换为应力值，即获得固定矫治带环颊面管支抗矫治力值V-N变化规律。

### 3. Angle III类错殆活动矫治器矫治力测试程序

颊侧多曲簧或模块簧活动矫治器矫治安氏III类错殆，是两侧弹簧施力通过颌托作用在牙列上完成矫治。当开、闭口过程此作用力是变化的，如何进行矫治力的测试。

1）活动矫治器测试样本的制作

模拟口内，弹簧作用合力点上、下端分别在上颌左、右尖牙及下颌左、右第一磨牙处，故先按闭口位，将多曲簧或模块簧的上颌端分别紧固至上颌测试杆测试孔中，再将其两个下颌端分别紧固在下颌骨架定位螺孔中，完成测试前的准备。

2）矫治力测试程序

仿真模拟患儿戴上活动矫治器后，开、闭口过程中两侧矫治力的测试程序为：闭口位时，两侧合力点由于两侧多曲簧或模块簧的弹簧压力，使传感器产生压力电讯号输出，经放大器输入示波器即可显示两侧产生V-ms的线性曲线，再将其换算成V-N作用力值，即可测得闭口位时患儿口内活动矫治器产生的作用力值。开口位时多曲簧或模块簧对两侧合力作用点的作用力是一个动态变化的过程，即随开口度的增大，弹簧作用力渐渐减小，继续开口，作用力减小至零位，通过压力传感器输出压力电信号，经放大器输入示波器，波形由极大值下降至零，根据V-ms线性关系，再将其转换成V-N的线性曲线，如图8-3所示。可测试两侧矫治力值的变化规律。

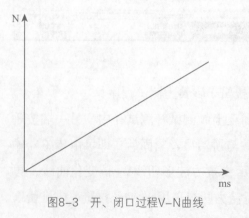

图8-3  开、闭口过程V-N曲线

## 第二节 不锈钢弓丝表面状态异向性对摩擦力的影响

固定矫治器是目前正畸临床上应用最广泛的一种矫治器。随着滑动机制在固定矫治技术中的普遍应用，尤其是滑动直丝弓矫治技术提倡滑动法关闭间隙，使得弓丝与托槽间相对运动时产生的摩擦力显得尤为重要。

实验从不锈钢弓丝的加工工艺（拉拔）着手，初步研究弓丝拉拔工艺造成表面状态的异向性对弓丝与托槽间摩擦力的影响，实验发现当弓丝沿托槽槽沟移动方向与弓丝拉丝方向同向组产生的摩擦力值小于异向组的摩擦力值。通过扫描电子显微镜形貌观察、金相组织化学成分分析、HV硬度力学性能测试综合分析，发现其差异是由于在弓丝拉拔过程中其表面形成有规律的微裂纹造成的，为临床矫治提供了一定的理论指导。

### 一、实验材料与方法

#### 1. 实验材料

1）不锈钢弓丝

进口不锈钢方丝，型号为0.019 in × 0.025 in（0.48 mm × 0.64 mm）。

2）方丝托槽

国产的方丝弓后牙段托槽（0.22 in × 0.28 in）。

3）结扎圈

弹力橡皮结扎圈（3M）。

4）黏结剂

正畸釉质黏结剂。

#### 2. 实验仪器

实验仪器包括：XF-I 型摩擦力测试仪（图8-4）（XF-Ⅰ型摩擦力测试仪组装图如图8-5所示，XF-Ⅰ型测试仪工作程序框图如图8-6所示），电子万能拉力实验机 INSTAON-5569（USA）（图8-7），S3400N型扫描电子显微镜（SEM）（日本日立公司）（图8-8），S570型扫描电子显微镜（SEM）（日本日立公司），TN-5502型X射线能谱仪（EDS）（美国TN公司），HSV-1000型数显显微硬度计（上海材料实验机厂），BCJ-2型表面粗糙度检查仪（图8-9）。

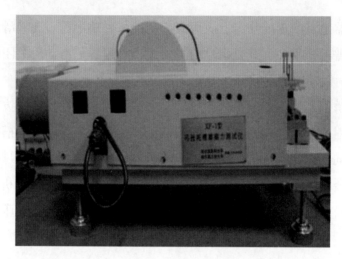

图8-4　XF-Ⅰ型摩擦力测试仪

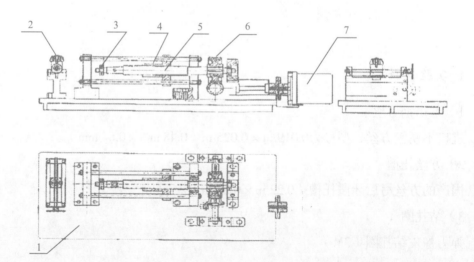

1—工作平台；2—动力装置；3—变速机构；4—驱动装置；5—仿真模拟托槽定位机构；

6—测试记录仪；7—电源控制器

图8-5　XF-Ⅰ型摩擦力测试仪组装图

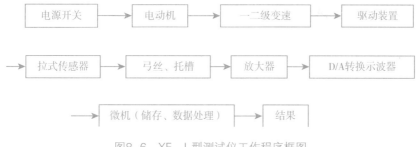

图8-6  XF-Ⅰ型测试仪工作程序框图

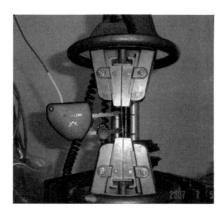

图8-7  电子万能拉力实验机

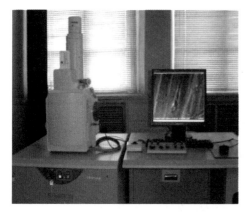

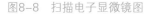

图8-8  扫描电子显微镜图

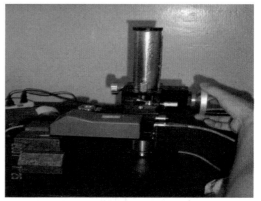

图8-9  粗糙度检查仪

## 3. 实验样本制备

### 1）实验弓丝样本制备

取6根弓丝分别标记序号为A～F，并将每根弓丝截取成等长的7段，每段长5 cm。第1段为电子显微镜观察试样，其余6段分别标记序号为1～6，这样，共制作了36段摩擦力测试弓丝和6段电子显微镜观察弓丝。每段弓丝截取的起始端记为a，末端记为b。为保证摩擦力测试时弓丝与托槽接触的面一致，各段摩擦力测试弓丝的起始端和末端分别弯制反向90°小钩，小钩作为固定钩。

2）弓丝拉伸试样制备

将3根0.019 in×0.025 in不锈钢方丝各截取一段12 cm长弓丝进行性能测试拉伸实验。

3）电子显微镜观察试样制备

（1）将预留的6段正畸弓丝截取1 cm标记摩擦力测试的起始端为a。

（2）取冷拔铜丝和不锈钢丝各一段并标记好拉丝方向，起始端标记为a。

（3）将托槽及弓丝进行线切割加工，并将其用自凝树脂固定于金属管中，依次使用100#、150#、280#、400#、800#、1000#砂纸反复打磨，每次的打磨面应调整为90°，即相临两次的打磨方向要垂直，且每次打磨要将上次打磨砂纸留下的印痕磨去，再进行抛光处理，使用36%～38%的HCl与65%～68%的$HNO_3$按3∶1配制成王水对断面酸蚀一分钟，观察测试面由光亮变为发污的状态即可，然后放入清水中清洗腐蚀液，再用酒精和蒸馏水清洗备用。

4. 实验方法

1）摩擦力测试

（1）实验设计。

摩擦力实验设计采用两阶段交叉设计。弓丝样本测试顺序随机处理：对每根截取的6段弓丝进行随机处理，查随机数字表得到测试顺序为3→4→1→2→5→6。前三段测试移动方向先以a←b方向测试，然后更换弓丝方向测试；后三段先以a→b方向测试，然后更换方向，每段弓丝对应使用一个新托槽。

（2）实验操作。

测试前对弓丝和托槽用丙酮和酒精进行脱脂去污处理并吹干备用。利用京津黏结剂将方丝、托槽固定于XF-Ⅰ型摩擦力测试仪上。将弯有90°角的测试弓丝固定于拉式传感器一端，利用弹力橡皮结扎圈将弓丝固定于托槽内，使托槽槽沟、弓丝、拉式传感器（测力范围为0～4.9 N）三者高度在同一水平中心线上，转矩角接近零度。启动测试仪，测试端以1.2 mm/min的速度拉动弓丝匀速移动，时程为1 min。利用Fluck-190型示波器采集数据，记录摩擦力值的mV值。

（3）数据处理。

将所得数据转为Excel文件，利用Origin7.0软件对数据进行整理，并进行5倍平滑处理去除异常数据，取最大静摩擦力值并转换为力值。每段弓丝测得异向两个数据，共得到72个数据。

2）实验材料性能测试

（1）弓丝拉伸实验。

对弓丝拉伸试样进行材质的力学性能测试并取平均值。先将实验弓丝用酒精清洗并干燥后固定于拉伸仪上，启动电机直至弓丝断裂。

采集条件：数据率为10.000000 点·秒$^{-1}$，引伸仪为标准，横梁速度为2.00000 mm/min，温度为23℃，相对湿度为50%。

（2）弓丝托槽HV硬度实验。

将弓丝托槽置入金属圆柱体环中固位后用由粗到细的砂纸打磨其一平面，使其上下两平面平行。用压平器效正后，使用数显显微硬度计试验，金刚石压头（锥度为120°）加载0.98 N，根据压痕深浅，表盘显示压强数字。测微压痕最小分辨率为0.025 μm。

（3）弓丝托槽扫描电子显微镜能谱分析实验。

通过SEM/EDS方法分析，即用扫描电子显微镜配置X射线能谱仪进行合金元素的定性分析。扫描电子显微镜可对试件进行形貌观察、金相组织和断口形貌分析。弓丝和托槽能谱分析：采集条件为加速电压15.00 keV，时间为44 s，出射角为34.17°。

3）弓丝表面粗糙度测试

使用表面粗糙度检查仪。传感器测试杆上装有金刚石触针，其针尖与被测表面接触，启动后传感器沿被测面匀速移动，根据数据表读出测试值。

4）拉丝表面状态异向性的电子显微镜观察

选取现场拉拔的铜丝和不锈钢丝，对弓丝电子显微镜观察试样用酒精和丙酮清洁后，利用扫描电子显微镜观察表面形貌并进行分析，确定正畸弓丝的拉拔方向。

5.统计分析

对摩擦力实验所得数据依微观分析结果进行分组，将每根弓丝摩擦力测试方向与拉拔方向一致的一组定为S，异向的定为N，并将数据转换为摩擦力值，然后对S组和N组数据利用SPSS13.0软件进行交叉设计的方差分析，$P < 0.05$为有统计学差异。

## 二、实验结果

### 1. 摩擦力测试结果

测试数据经过5倍细化处理后结果如图8-10所示。由图8-10可见第一个峰值为最大静摩擦力值，以此值为摩擦力测试结果，依此对每次测试提取数据。

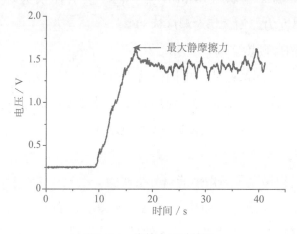

图8-10    摩擦力测试结果

### 2. 摩擦力测试数据统计学分析结果

弓丝异向测试最大静摩擦力结果为（表8-1）：S组的最大静摩擦力平均数为1.7381 N，N组为1.8567 N，S组小于N组。由各因素交叉设计的方差分析结果（表8-2）可知，经交叉设计的方差分析见变异来源中拉丝方向分析结果有统计学意义（$P<0.05$），即弓丝测试方向与拉丝方向一致组所测得的最大静摩擦力与反向测试组间有统计学差异。弓丝各根间及弓丝各段间的差异也有显著性。而实验顺序的变异来源无统计学意义。

表8-1    弓丝异向测试最大静摩擦力结果

| 拉丝方向 | 算数平均值 / N | 标准差 / N | 样本含量 |
|---|---|---|---|
| N | 1.8567 | 0.29534 | 36 |
| S | 1.7381 | 0.26862 | 36 |
| Total | 1.7974 | 0.28659 | 72 |

表8-2　各因素交叉设计的方差分析结果

| 变异来源 | DF | SS | MS | $F$ | $P$ |
|---|---|---|---|---|---|
| 总变异 | 37 | 49630.640 | 1341.369 | 4.112 | .000 |
| 每根弓丝 | 5 | 20196.580 | 4039.316 | 12.384 | .000 |
| 实验顺序 | 1 | 415.969 | 415.969 | 1.275 | .267 |
| 每段弓丝 | 30 | 26381.501 | 879.383 | 2.696 | .003 |
| 拉丝方向（S/N） | 1 | 2636.590 | 2636.590 | 8.083 | .008 |
| 误差 | 34 | 11090.029 | 326.177 | | |

### 3. 弓丝托槽性能与扫描电子显微镜观察测试

#### 1）弓丝拉伸实验结果

抗拉强度与不锈钢弓丝的相对耐磨性、磨损率均有关（表8-3）。表8-3为弓丝拉伸实验结果均值，不锈钢丝的抗拉强度可达1886 MPa，弹性模数达165367 MPa，由此可知进口不锈钢丝有较好的耐磨性。

表8-3　弓丝拉伸实验结果均值

| 19×25 SS | 最大负荷 / kN | 屈服负荷 / kN | 最大应力 / MPa | 屈服应力 / MPa | 断裂伸长率 / % | 模数 / MPa |
|---|---|---|---|---|---|---|
| 1 | 0.5704 | 0.5214 | 1861 | 1701 | 1.558 | 163400 |
| 2 | 0.5809 | 0.5216 | 1896 | 1702 | 1.702 | 168000 |
| 3 | 0.5821 | 0.5225 | 1900 | 1705 | 1.805 | 165900 |
| 均数 | 0.5778 | 0.5218 | 1885.667 | 1702.667 | 1.6883 | 165366.7 |

#### 2）弓丝托槽硬度分析

材料的表面硬度对磨损的影响较大，且相对的耐磨性与硬度成正比（表8-4）。表8-4为弓丝及托槽的平均硬度值。由表8-4可见弓丝表面硬度HV值远高于托槽的槽沟表面硬度值，说明实验用弓丝的耐磨性优于实验用托槽。

表8-4　弓丝及托槽的平均硬度值

| | | 托槽 | 弓丝 |
|---|---|---|---|
| 硬度值（HV） | 1 | 194 | 632 |
| | 2 | 231 | 642 |
| | 3 | 240 | 646 |
| | 均数 | 221.67 | 640 |

3）弓丝表面粗糙度测试结果

表8-5为粗糙度测试结果。

表8-5　粗糙度测试结果

|  | *Ra* | *Rz* | *Ry*（ISO） | S |
|---|---|---|---|---|
| 1 | 0.061 | 0.059 | 0.079 | 0.0923 |
| 2 | 0.045 | 0.133 | 0.299 | 0.0470 |
| 3 | 0.087 | 0.086 | 0.293 | 0.1411 |
| 均数 | 0.064 | 0.093 | 0.224 | 0.0935 |

4）弓丝托槽能谱分析实验

（1）弓丝能谱分析结果。

弓丝能谱分析结果如图8-11和表8-6所示。

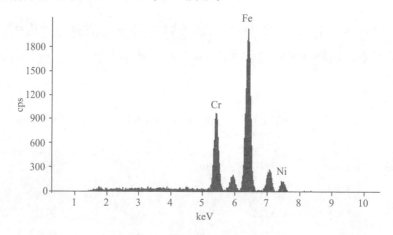

图8-11　弓丝能谱分析结果

表8-6　弓丝能谱分析结果

| 元素 | K比 | ZAF修正值 | 重量百分比／% | 原子百分比／% |
|---|---|---|---|---|
| Cr-（Ka） | 0.20743 | 1.0402 | 19.5273 | 20.7739 |
| Fe-（Ka） | 0.70143 | 0.9740 | 70.5214 | 69.8502 |
| Ni-（Ka） | 0.09114 | 0.8969 | 9.9513 | 9.3759 |

（2）托槽能谱分析结果。

钢中加入Cr能显著改善钢的抗氧化能力，增加钢的抗腐蚀性，提高强度、硬度及耐磨性。Ni是能形成稳性奥氏体的主要元素。图8-12及表8-7为托槽能谱分析结果。弓丝和托槽中的Cr含量大于18%，由能谱分析结果可知弓丝和托槽均属于18-8型不锈钢材料，具有较好的耐腐蚀性和耐磨性。

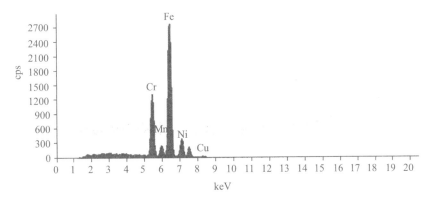

图8-12 托槽能谱分析结果

表8-7 托槽能谱分析结果

| 元素 | K比 | ZAF修正值 | 重量百分比 / % | 原子百分比 / % |
|---|---|---|---|---|
| Cr-（Ka） | 0.19739 | 1.0230 | 18.6489 | 19.8443 |
| Mn-（Ka） | 0.01394 | 0.9917 | 1.3584 | 1.3681 |
| Fe-（Ka） | 0.70687 | 0.9637 | 70.8899 | 70.2324 |
| Ni-（Ka） | 0.07900 | 0.8701 | 8.7757 | 8.2703 |
| Cu-（Ka） | 0.00280 | 0.8287 | 0.3271 | 0.2848 |

5）弓丝断口形貌SEM观察

图8-13、图8-14所示为弓丝断口SEM照片，通过SEM分析得知弓丝为单相奥氏体，晶粒比较细，断口为韧窝型，是典型的韧性断裂，说明实验材料的韧性较好，但材料内部的微裂纹和铸造缺陷降低了材料的性能。

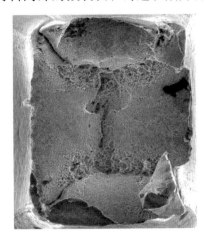

图8-13 弓丝断口SEM照片（250×）

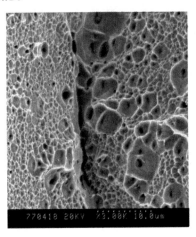

图8-14 弓丝断口SEM照片（3000×）

6）托槽SEM电子显微镜观察

图8-15所示为托槽截面SEM照片。观察托槽横截面呈不均匀性起伏，所有托槽试件表面形貌相近。

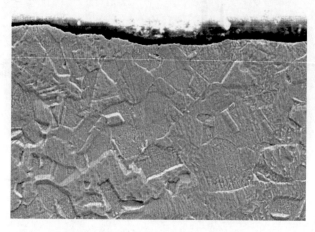

图8-15　托槽截面SEM照片（300×）

7）拉拔丝表面状态异向性的SEM电子显微镜形貌观察

图8-16、图8-17所示为铜丝及不锈钢弓丝表面电子显微镜观察图。可以看到铜丝和不锈钢方丝由于拉拔加工时造成弓丝表面应力集中而产生有规律的相间横向微裂纹，可见裂纹起始端较窄，并根据此特征可以判断弓丝加工的拉丝方向，且按拉丝方向观察微裂纹走向呈有序的前端低后端高的特征。

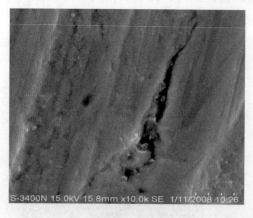

图8-16　铜丝表面SEM照片（10000×）

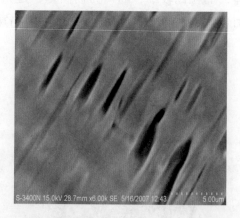

图8-17　不锈钢弓丝表面SEM照片（6000×）

## 三、讨论

随着滑动机制在固定矫治器中的普遍应用，弓丝沿托槽滑动所产生的摩擦力对正畸治疗的影响显得尤为重要。摩擦力越大，牙齿移位时所需矫治力就越大。为了减小摩擦阻力，获得最有效的牙移位与最适宜的生物组织反应，很多学者都进行了大量的研究。最大限度地减小摩擦力可使临床上用于移动牙的力量减小，这样可降低对支抗的要求，可缩短治疗时间。弓丝托槽自身特性、结构、加工工艺、弓丝托槽表面质地决定了托槽-弓丝摩擦力。本实验将弓丝异向与托槽组合进行了摩擦力测试，并对实验弓丝和托槽的材料性能与表面形貌进行了综合分析，进一步阐述了弓丝与托槽间摩擦力的影响机制。

### 1. 正畸不锈钢方丝表面状态异向性对摩擦力的影响

#### 1）圆丝表面裂纹特征

通过SEM电子显微镜观察弓丝表面，可见其表面是凸凹不平的，并存在有规律的相间裂纹。除表面常有裂纹等表面缺陷外还存在夹杂物、疏松、剥脱和硬质点等。其中表面裂纹（图8-18，三角口）是在拉拔线材时常出现的表面缺陷，形成原因是在拉拔过程中由于不均匀变形引起的。在定径区中的被拉金属所受的沿轴向上的基本应力分布是周边层的拉应力大于中心层的。因此被拉金属周边层所受的实际工作应力比中心层要大得多，当这种应力超过材质的抗拉强度时就发生表面裂纹。当模角与摩擦系数增大时，内外层间的应力值也随之增大，更容易形成表面裂纹。

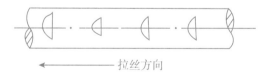

图8-18　拉拔丝表面微裂纹示意图

对拉丝厂现场截取的铜丝和不锈钢丝按其拉丝方向做标记，并通过SEM电子显微镜观察符合上述分析，以此为依据对正畸用弓丝进行摩擦力测试并对数据按拉丝方向分组。

#### 2）方丝表面异向性对摩擦力的影响

（1）统计分析结果显示拉丝方向间有统计学差异，可知按拉丝方向分组测试摩擦力值不同，分析原因可知是加工工艺（拉拔）使弓丝表面状态产生异向性并使弓丝按拉丝方向异向与托槽组合时，异向测试的摩擦力值不同。

（2）摩擦力测试结果显示弓丝测试方向与拉丝方向一致组所测得的最大静摩擦力的均值为1.7440 N，反向测试组均值为1.8567 N。说明弓丝-托槽间相对运动时异向摩擦力值大小不同，同向组小于异向组，均数差值为12.1028 N。可知异向测试结果均值差异较小，虽然在统计学中异向测试结果有统计学意义，但在临床应用中的影响程度有待进一步研究。

（3）通过实验可知弓丝表面的微裂纹存在规律性，按拉丝方向观察可见前端低后端高。机械啮合理论认为两个凹凸的表面接触，凸凹部分彼此交错啮合，在发生相对运动时，互相交错啮合的凸凹部分就要阻碍物体的运动。摩擦力就是这些啮合点的切向阻力的总和，机械啮合理论模型图如图8-19所示。图中A不动，B沿箭头方向滑动，则静摩擦系数为$\mu_s=\mathrm{tg}\theta_s$，动摩擦系数为$\mu_k=\mathrm{tg}\theta_k$。由此可知，弓丝表面特征可影响静摩擦力系数，进而影响弓丝异向移动时的最大摩擦力值。

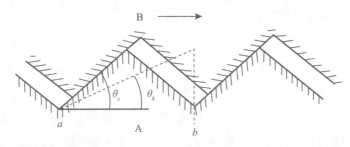

图8-19　机械啮合理论模型图

（4）实验过程中也发现每根和每段弓丝间经统计分析差异有显著性，其原因是加工过程中拉丝机的运行并非完全的匀速运动，拉丝过程中润滑剂的缺失及模具的磨损都可能造成每根、每段弓丝表面状态的不均一性，因此使得摩擦力测试结果存在显著性差异。

2. 实验意义

（1）确认经拉拔加工的正畸用不锈钢丝表面状态存在有规律的微裂纹。

（2）在临床拔牙矫治过程中，为减小支抗的丢失常先拉尖牙向远中方向移动，但常出现双侧在加力一致的条件下尖牙的远中方向移动不一致，有时一侧移动另一侧不动，拉尖牙向远中移动也属于有摩擦滑动，实验结果可说明弓丝表面状态的异向性对摩擦力的影响是造成其不对称移动的原因之一。

（3）提示临床医生在使用滑动法关闭间隙时不应忽视弓丝表面状态异向性对摩擦力的影响。建议弓丝出厂时应标记好拉丝方向，以便在临床使用中加强对弓丝移动方向同弓丝加工时拉丝方向异向侧支抗的控制。

### 3. 误差的控制

（1）实验测试数据选取最大静摩擦力。正畸过程中，牙移动需先克服最大静摩擦力，然后变形的牙周组织抵抗力合并动摩擦力抵消外加的矫治力，导致牙移动停止。牙周组织改建后，牙又开始移动，如此往复而非匀速运动。最大静摩擦力比动摩擦力大，所以最大静摩擦力在正畸过程中有着决定性作用。

（2）实验选择方丝托槽无转矩。托槽槽沟、弓丝、拉式传感器三者高度在同一水平中心线上。尽量排除托槽-弓丝转矩角度对摩擦力的影响。

（3）结扎方式为弹力橡皮圈，减少人为结扎的误差。

（4）摩擦力测试仪的精度也是影响测试的一个重要因素。本实验使用XF-Ⅰ型摩擦力测试仪，其动力传输系统稳定，电动机经两次减速，使驱动速度控制在1.2 mm/min，量程为±4.9 N，信号采集装置为Fluck-190型示波器，对微小力值的变化非常敏感，每次可记录上万数据，能准确记录测试的最大静摩擦力值。

（5）实验操作和数据处理过程由同一人独立完成，避免人为误差。

（6）实验用弓丝和托槽选同一批次。

### 4. 实验的不足

实验结扎方式采用弹力橡皮结扎圈，可以减少结扎过程中人为因素造成的误差，但结扎圈的结扎力过大，且与弓丝组合时摩擦系数大，使得所测结果数值较大。上述实验只是在干燥条件下得出的结论，口腔中唾液是否会消除这种差异有待进一步研究。

## 四、结论

（1）拉拔加工的正畸不锈钢方丝表面状态存在异向性微裂纹，是引起异向摩擦力测试值存在差异的一个主要因素。且微裂纹沿拉丝方向呈前端小后端大、前低后高的特征。

（2）摩擦力异向测试结果的统计分析（$P<0.05$），有统计学差异。即当弓丝

沿托槽槽沟相对滑动时，弓丝移动方向同弓丝拉丝方向异向组的摩擦力值大于同向组的摩擦力，不利于滑动并需加强支抗。

## 第三节　正畸后去除托槽对牙齿釉质面损伤的探讨

固定矫治器正畸治疗后，应移除牙釉质表面的托槽以及残余的黏结剂。理想情况下，去黏结后应恢复釉质最初的形态。然而，去黏结一般会导致牙面的损伤。在托槽移除的过程中，黏结断裂可能发生在黏结剂–釉质界面或在黏结剂–托槽界面（黏结失败），或在黏结剂间断裂（内聚破坏），或两者同时发生（混合断裂）。当树脂和釉质部位产生黏结破坏，牙齿损伤风险较大，这尤其经常发生在使用陶瓷托槽时，但釉质黏结断裂也可能发生在使用金属托槽时。关于去黏结导致釉质损伤的研究的报道较少（在体内进行的更少），多为体外实验，临床意义不大，而且相关的发现常常相互矛盾。复杂的口腔环境难以在实验中模拟，同时体外实验多为单项力的测试，不能完全体现去黏结过程。另一些研究则局限于没有采用足够的SEM放大倍数来从树脂中观察与区分釉质。因此，本实验选用两种黏结材料，并从体外、体内实验两个方面，通过观察去黏结后托槽底板残余物来评估去黏结过程是否会导致釉质表面损伤，为临床提供参考。

### 一、实验材料与方法

#### 1. 实验材料与设备

1）实验材料

因矫治需要拔除的前磨牙40颗（哈尔滨医科大学口腔医院）

激光底板不锈钢金属托槽40个（杭州新亚公司）

35%磷酸（贺利氏古莎齿科有限公司）

京津釉质黏结剂（天津市合成材料工业研究所）

Valux™ Plus光固化树脂（美国3M公司）

人工唾液（自制）

蒸馏水（自制）

自凝树脂（上海医疗机械股份有限公司）

2）实验设备

托槽拆除钳（长沙天美齿科器材有限公司）

牙科治疗椅（西门子公司）

电热恒温水浴箱（河北黄骅航天仪器厂）

抗拉伸强度用胎夹具（哈尔滨工业大学）

电子万能材料实验机（Instron –5559型，US）

扫描电子显微镜（Helios NanoLab 600，FEI Company）

10倍放大镜

2. 体外实验

1）样本选取及分组

选取因正畸需要拔除的前磨牙40颗（无龋坏、脱矿、缺损、隐裂及充填修复）。用水将离体牙清洗干净，在室温下保存在蒸馏水中最多4个月。使用橡皮杯和无氟抛光膏抛光所有离体牙的表面，用水冲洗干净，使用压缩无油空气干燥15 s。所有牙齿随机分为A1、B1、A2、B2四组，每组10颗牙齿。

2）托槽的黏结

四组均使用35%磷酸酸蚀30 s，用水冲洗15 s，用干净的压缩空气吹干牙面，至牙面出现白垩色。四组使用同一种激光底板不锈钢金属托槽（12.28 mm²）。A1组和A2组使用京津釉质黏结剂（1∶1比例调配）直接黏结托槽，B1组和B2组使用Valux™ Plus光固化树脂直接黏结托槽，将托槽黏结在离体牙冠中心上。黏结过程由一名操作者按照标准要求独自完成。为了避免托槽边缘黏结剂不足，应使用足量的黏结材料，放置托槽时加压，使黏结材料从托槽四周溢出，然后在聚合前使用探针轻轻刮除过量的黏结材料。B1组和B2组使用光固化灯在托槽近中和远中分别照射20 s。然后用自凝树脂包埋离体牙，暴露牙冠，置于37℃的人工唾液中恒温水浴24 h。

3）剪切及拉伸测试的样本制备

将调制好的自凝树脂置于剪切模具和拉伸模具中，在自凝树脂凝固前，将黏结有托槽的离体牙浸入模具中，暴露牙冠颊面釉质，调整离体牙位置，使托槽底板水平且位于模具的正中间，以保证所有样本在拉伸剪切力实验时受力方向相同。

4）托槽的SBS检测

将A1、B1两组待测样本依次放入Instron电子万能材料实验机上做SBS检测。剪切刀刃与托槽槽沟垂直，并与托槽底板平行，刀刃以1 mm/min的速度对样本施以给龈向的力，直至托槽脱落，测得最大剪切力值（以N为单位），并根据托槽底板面积（12.28 mm²），测试机自动得出SBS结果（以MPa为单位）（图8-20）。

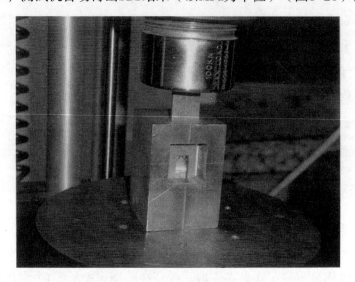

图8-20　托槽的抗剪切强度测试

5）托槽的TBS检测

将A2、B2两组待测样本依次放入Instron电子万能材料实验机上做TBS检测。样本固定在拉伸机座上，实验机以1 mm/min的速度垂直于黏结面切面，沿中心线对托槽翼施以持续拉力，直至托槽脱落，测得拉力最大值（以N为单位），并根据托槽底板面积（12.28 mm²），得出TBS结果（以MPa为单位）（图8-21）。

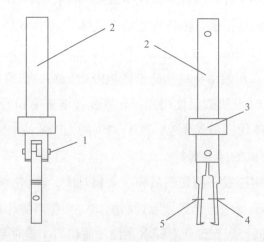

1—定位销；2—托槽剪切定位测试胎座；3—固位支撑架；4—托槽拉伸微型夹嘴钳（右）；

5—托槽拉伸微型夹嘴钳（左）

图8-21　托槽的抗拉伸强度测试

3. 体内实验

1）实验对象的选择及分组

选取在哈尔滨医科大学正畸科固定矫治后的20名患者［女12人，男8人，平均年龄为（14±2）岁］。患者选取标准为：拥有完整恒牙列，正畸前全副牙齿无脱矿，所有患者采用未拔牙矫治方法，使用同一种激光底板金属托槽。其中10名使用京津釉质黏结剂黏结，10名使用Valux™ Plus光固化树脂黏结。平均治疗周期（1.2±0.2）年。所有患者的托槽黏结步骤均按标准操作完成。

2）托槽的去除

正畸治疗结束后，用托槽拆除钳（长沙天美齿科）钳住托槽的近远中翼去除托槽，由于去托槽是一个受操作者水平影响的过程，所以此项操作由同一名医师完成。矫治后获得160个前磨牙托槽，排除治疗过程中二次黏结的18个托槽，两组共142个托槽。

4. $ARI_{托槽}$评分

使用10倍放大镜观察体外拉伸剪切实验后的40个托槽以及体内使用去托槽钳获得的142个托槽的托槽底板，对托槽底板残余黏结剂进行ARI评分。$ARI_{托槽}$评分范围为0~3，其中0为没有黏结剂残留；1为有不到一半的黏结剂残留；2为有超过一半的黏结剂残留；3为所有的黏结剂残留在托槽底板上。

5. SEM观察

体外实验组每组随机选取3个托槽，共12个托槽。体内实验组每组随机选取15个托槽，共30个托槽。体内组、体外组共选取42个托槽进行SEM观察。将选取的托槽置于铝板上，使托槽底板朝上，喷300A金钯层，在20 kV使用10 mm的工作距离获得二次电子图像。应用SEM将托槽底板照放大500倍、2000倍、5000倍、10000倍，观察托槽底板的釉质形貌。

6. EDS分析

应用EDS对托槽底板残余物进行了成分分析，采用区域平均成分模式。加速电流为20 kV；束电流为0.69 μA；探头类型为电制冷硅探头；二次电子观察模式（Oxford Instruments）；能谱采集时间为100 s；分辨率为137 eV；放大率为25~30倍。

同时，对未黏结于牙面上的两种黏结剂做EDS分析（图8-22、图8-23）。

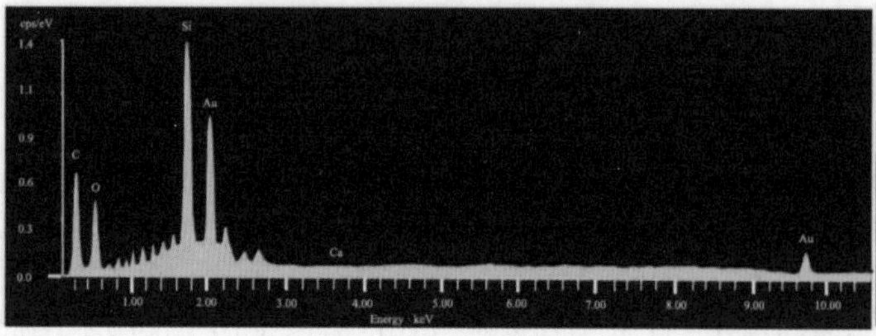

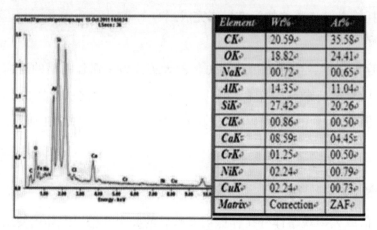

图8-22 京津釉质黏结剂能谱分析

图8-23 Valux™ Plus光固化树脂能谱分析

## 7. 统计学分析

体外实验组和体内实验组ARI$_{托槽}$分数变量不服从正态分布，采用中位数及四分位间距（M，IQR）表示。组别A1组与B1组、A2组与B2组，以及A组与B组ARI$_{托槽}$分数比较，采用非参数Mann-Whitney检验。黏结强度SBS与TBS符合正态分布，采用均数加减标准差（$\chi \pm s$）表示；A1组与B1组、A2组与B2组间SBS、TBS比较，采用独立样本$t$检验。所有数据使用SPSS 13.0统计软件处理，双侧检验，$\alpha=0.05$为检验水准，$P < 0.05$为差异有统计学意义。

## 二、实验结果

### 1. 托槽底板残余物ARI评分

A、B组ARI$_{托槽}$分数统计没有显著差异。A组ARI$_{托槽}$结果最常见为3分（45.07%），其次分别是2分（43.66%）和1分（11.27%）；B组最常见为2分（54.95%），其次分别是3分（32.39%）和1分（12.68%）（表8-8）。ARI$_{托槽}$分析，A1与B1组ARI$_{托槽}$统计学无显著差异，A2与B2组ARI$_{托槽}$统计学无显著差异。

表8-8 托槽底板残余物的ARI频率

| 组别 | ARI分数 | | | | 总数n=182） |
|---|---|---|---|---|---|
| | 0 | 1 | 2 | 3 | |
| A | 0 | 8 | 31 | 32 | 71 |
| B | 0 | 9 | 39 | 23 | 71 |
| A1 | 0 | 1 | 4 | 5 | 10 |
| B1 | 0 | 2 | 4 | 4 | 10 |
| A2 | 0 | 2 | 4 | 4 | 10 |
| B2 | 0 | 0 | 4 | 6 | 10 |

**2. 托槽SBS及TBS试验结果**

托槽SBS与TBS的试验结果见表8-9。京津釉质黏结剂组的剪切强度为（25.81±8.56）MPa；Valux™ Plus光固化树脂的剪切强度为（35.88±9.61）MPa；京津釉质黏结剂组的拉伸强度为（1.65±0.48）MPa；Valux™Plus光固化树脂的拉伸强度为（2.11±0.45）MPa。Valux™Plus光固化树脂组SBS和TBS均大于京津釉质黏结剂组，差异具有统计学意义（$P<0.05$）。

表8-9 不同黏结材料的黏结强度

| 黏结强度 | 黏结剂 | | t | P |
|---|---|---|---|---|
| | 京津釉质黏结剂 | Valux™ Plus光固化树脂 | | |
| SBS | 25.81±8.56 | 35.88±9.61 | 2.474 | 0.024 |
| TBS | 1.65±0.48 | 2.11±0.45 | 2.159 | 0.045 |

**3. SEM及EDS结果**

SEM观察42个托槽样本，无形态学证据，但在SEM高放大倍数（5000×）观察下可见大部分托槽底板残余物上存在微点状釉质（图8-24），仅有少数托槽在SEM高放大倍数（5000×）下可见薄层釉质形态覆盖在黏结剂表面（图8-25）。所有样本的EDS分析均显示Ca元素的存在。图8-26是图8-24的对应的EDS分析。

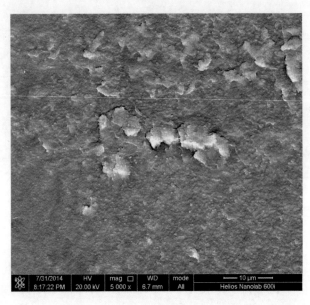

图8-24　托槽底板显示微点状釉质覆盖在黏结剂表面代表性的显微照片（5000×）

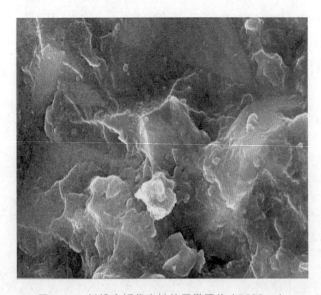

图8-25　托槽底板代表性的显微照片（5000×）

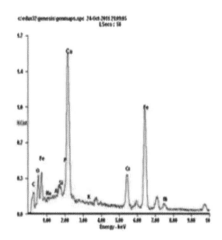

| Element | Wt% | At% |
|---------|-------|-------|
| CK | 25.34 | 45.63 |
| OK | 14.75 | 19.94 |
| NaK | 00.59 | 00.55 |
| AlK | 00.52 | 00.42 |
| SiK | 00.98 | 00.76 |
| PK | 18.97 | 13.24 |
| KK | 00.86 | 00.47 |
| CaK | 27.92 | 15.06 |
| CrK | 01.96 | 00.81 |
| FeK | 06.65 | 02.57 |
| NiK | 01.47 | 00.54 |
| Matrix | Correction | ZAF |

图8-26　托槽底板残余物表面代表性的微点状釉质的能谱分析

## 三、讨论

通常情况下，评估正畸去黏结后的釉质损伤是在清除牙齿表面残余黏结剂后，正畸去黏结过程由两步组成：托槽的移除和树脂的清除。这两个步骤的每一步都影响最终的釉质形态。值得注意的是，随着托槽去除的釉质表面还包含着大量的氟化物，应尽可能保持釉质最外层的完整，因为它具有较高的显微硬度，而且比深层组织包含更多的矿物质和氟化物。釉质缺失会导致釉质对菌斑有机酸抵抗力减弱，从而更易脱矿。已有一些文献报道了关于托槽去黏结过程对釉质表面的影响，但多为体外实验，临床意义不充分，这是由于复杂的口腔环境包括易变的温度、咀嚼力、湿度、酸度及血小板成分和数量的不同，这些都不能在实验中模拟。而且，体外实验对剪切力、拉力的单项测试不能完全体现体内去托槽的过程，在去除托槽黏结时的转矩力也会对结果产生影响。因此，本实验不仅观察体外实验获得的托槽，也观察体内去黏结后的托槽底板残余物情况。

本研究在体外测试两种黏结剂的剪切力值。在体外使用剪切力评估正畸托槽的去黏结力是最简单和应用最广泛的具有代表性的方法。与临床使用钳子相反，剪切力测试应用单侧载荷在托槽–黏结剂界面，使托槽脱离牙齿表面。Retief报道釉质断裂时黏结强度是13.736 MPa，Bowen 和 Rodriguez报道釉质的平均线性拉伸强度为14.516 MPa。基于这些研究，Bishara 和Fehr建议，黏结强度低于12.756 MPa时对釉质形态保持完整较安全。本研究中京津釉质黏结剂组的SBS为（25.81±8.56）MPa，

Valux™Plus光固化树脂的SBS为（35.88±9.61）MPa。然而，机械测试力值往往不能代表实际临床的应力情况。据报道，实际的模仿手力的去黏结力，移除托槽只需达5.47 MPa，因此，机械测试的值大于临床的确切值。Bishara等尝试测量去黏结时使用钳子的实际力值，发现这种方法比单纯剪切力少转换30%的力到釉质表面。去黏结力非常明显地减少，而且施加更少的压力到釉质表面，因此减少了釉质断裂的风险。同时，已知湿度、温度及其他变量都可减小黏结强度，因此，体外的黏结强度值可能高于体内值。Pickett研究了体内和体外使用去黏结装置的黏结强度值的不同，结果表明，在综合正畸治疗后，体内黏结强度值明显低于体外记录值。一项扫描电子显微镜研究发现，金属托槽的剪切强度测试，断裂主要发生在釉质–黏结剂界面，本研究结果与其一致。本研究中，根据ARI分数两种黏结剂的机械测试结果显示：ARI分数为3分的频率最高，这表明黏结断裂多发生在釉质–黏结剂界面。此外，除了剪切力，临床也通常使用扭转力去除托槽。一项研究已经发现，当使用扭转力移除正畸托槽时，釉质断裂发生频率比使用剪切方式时更低。

本实验体内部分使用去托槽钳去除托槽。在一项压力分析中发现，力施加于托槽翼时转换最小的压力到釉质上，而力施加于托槽底板和黏结剂区域时将会使压力集中于釉质，这将会增大釉质损伤的危险。因此，本实验体内去除托槽时，使用托槽翼去除法，用钳子夹住托槽翼，使之去黏结，以期减少釉质损伤。Katona等研究发现，托槽底板去除法（BM）去黏结所需力是托槽翼去除法（WM）的1.5倍。BM的去黏结力主要是楔力，因为钳子刃（力线）与黏结层重合。因此，应力集中和接触应力在黏结断裂的点上，并且去黏结力在整个托槽底板呈不均匀分布。然而，使用WM时，托槽应被视为一个二臂悬梁模型，当施加力点远离托槽–黏结剂–釉质界面时，这就减小了使托槽脱离所需的力。因此，类似于在这个界面上施加拉应力，施力点越远，所需的加载的力越小，这也是本研究使用WM的原因。使用WM时金属托槽常常发生形变，Bishara等认为，托槽形变可能导致更多的分离发生在托槽–黏结剂界面，从而导致较低的ARI$_{托槽}$分数。

本实验的体外部分从抗剪切强度和抗拉伸强度两个方面比较两种黏结剂的黏结强度。同时黏结断裂的部位也能提供有用的信息。虽然在本实验条件下测得Valux™Plus光固化树脂黏结强度大于京津釉质黏结剂。但两种黏结剂的黏结强度均大于6.5～10 MPa，均能满足临床需要。在一些研究中，黏结材料的类型对黏结断裂部位有重要影响，而黏结断裂的部位不同对去黏结时釉质表面的影响也会不同。而其他一些研究也有报道显示没有明显差异。本实验中，使用ARI分数确定黏结断裂部位，其临床重要性在于断裂发生在釉质-黏结剂界面的发生率越高，产生牙齿表面损伤的风险越大。

本研究中，体内去除的托槽，京津釉质黏结剂组中ARI托槽分数3分的频率最高（45.07%），依次是2分（43.66%）和1分（11.27%）。Valux™ Plus光固化树脂组中ARI托槽分数2分的频率最高（54.95%），依次分别为3分（32.39%）和2分（12.68%）。两种黏结剂断裂都多发生在釉质-黏结剂界面及混合型断裂，这可能与牙齿-黏结剂-托槽之间的黏结在咀嚼过程中黏结界面主要受到疲劳载荷和循环力影响有关。同时，由于食物残渣和口腔卫生情况，沿着釉质-黏结界面的釉质表面可能发生潜在性的脱钙。本研究选取的矫治后托槽为前磨牙托槽，这可能也是造成黏结断裂部位多发生在釉质-黏结剂界面的原因。因此，不管使用哪种黏结剂，釉质分离主要还是发生在釉质-黏结剂界面。这两种断裂类型会增加釉质损伤的风险。然而，断裂部位发生在黏结剂-托槽之间，托槽去除后还需要进行清除黏结剂的步骤，这也会增加釉质损伤的风险。

本研究选用同一种激光底板金属托槽。托槽黏结强度依赖的因素包括托槽底板固位机制、黏结系统、釉质酸蚀类型。托槽底板结构可以采用化学性固位或机械性固位，或者两者的结合。激光结构底板是近年来应用较多的底板形式。激光结构底板由不锈钢金属注塑，并烧结到理论密度。使用足够强的Nd：YAG激光处理托槽底板光滑的表面，从而为黏结剂创建固位结构。激光束扫描底板表面，熔化和蒸发金属，然后在底板燃烧成孔状以达到固位。Sorel等比较普通网状结构底板和激光结构底板的两种金属托槽的黏结强度，发现激光底板托槽的黏结强度是网状结构托槽的2倍。虽然激光底板托槽黏结强度较高，但仍然相对安全，并没有引起明显的釉质损伤。结果两种托槽都出现了不到10%的1.5 μm的小范围的釉质损伤。

釉质的成分主要为无机物，而无机物几乎全部由含钙（$Ca^{2+}$）和磷（$P^{3-}$）离子的晶体组成。本实验中，SEM观察托槽底板并未发现明显的釉质存在的形态学证据。仅有少数托槽底板在SEM较高放大倍数下（5000×）可见薄层釉质覆盖在黏结剂表面（图8-24）。这与Zanarini等的研究不同。Zanarini等在电子显微镜下观察到几种釉质存在的形态学类型：①有一薄层釉质覆盖在树脂表面；②较大块釉质黏覆在树脂表面。本实验中，对未黏结于牙面上的两种黏结剂做了EDS分析（图8-25），结果显示两种黏结剂材料成分中均不含钙元素，由于所选用的金属托槽也不含钙，因此认为残余物中的钙元素全部来自釉质，离子钙的存在表明釉质的存在。对托槽底板残余物进行区域EDS分析，在SEM观察下没有明显的形态学证据，

EDS结果显示，钙存在于大部分残余物中。这与Zanarini和Pont等的发现相同。使用黏结-酸蚀技术，酸蚀过程中，黏结材料渗入釉质微孔中，有可能是微孔周围的部分釉质较易从牙齿表面分离，而且在去黏结时黏着在黏结材料上。

根据本研究的发现，SEM观察没有明显釉质存在于托槽底板上，仅有少数托槽在较高倍数下才能发现薄层釉质，这说明本研究所选用的两种黏结剂及去黏结方法是相对安全的，对釉质损伤较小。同时，EDS分析的每一个样本都发现钙离子的存在，这说明即便没有明显的形态学证据，但在去除托槽黏结的过程中临床医生可能会引发医源性釉质损伤的风险。Chen-Sheng Chan等通过机械力实验，扫描电子显微镜和有限元模型三种方法分析三种去黏结方式导致的釉质断裂的位置，结果显示釉质破坏区域与拉伸力、转矩力、剪切力的施力区域均相关。因此，基于这些结果，去黏结后医生必须对釉质这些特别的区域给予高度的关注。

随着当今动态捕捉和电子表面集成技术的发展，ARI分数统计粗略的范围可以认为是本项研究的局限性。原子力显微镜以及其附带的软件可以对残余黏结剂进行详细的描述，可以用于未来的研究。三维测量技术未来可能会提供更多的关于去黏结釉质表面损伤的定量分析的数据。因此，我们的结果从临床的角度证明，托槽去黏结对釉质的损伤是难以避免的，这些黏结断裂部位和钙的损失将会为未来的研究提供重要信息。未来研究应多着重于去黏结釉质损伤的定量分析，以及可进行唾液对这些损伤再矿化作用的长期跟踪研究。目前，无损伤去黏结的目标暂未达到，因此，临床医生必须意识到去黏结可能会带来这种损伤，应该谨慎对待，因为它仍是正畸治疗的一部分。

四、结论

在体外实验中，Valux™ Plus光固化树脂抗剪切强度和抗拉伸强度均大于京津釉质黏结剂，且具有统计学意义。但两种黏结剂黏结强度值均满足临床矫治需要。

无论使用哪种黏结材料，EDS能谱分析的所有样本都发现了钙元素的存在，表示无损伤去除托槽的理想目标还没有达到，临床医生应慎重处之。

# 第四节　正畸过程三维有限元数值模拟分析

　　殆平面偏斜临床上表现为患者微笑时两侧口角不对称，牙轴偏斜，严重影响颜面的协调和美观，是口腔正畸临床上较难纠正的一种类型。咬合面的偏斜除了影响容貌美观外，它对咀嚼功能以及颌骨发育的影响更加严重。长期的咬合面偏斜会造成不可逆的颞下颌关节的损伤，并且严重的还会导致颌面部发育的不对称，从而对患者的容貌甚至心理造成极大的影响。目前针对这一错殆畸形，传统的治疗方法主要有不对称摇椅弓法、不对称颌间牵引法等，虽能在一定程度上减轻畸形的严重程度，但仍难以达到令人满意的疗效。在临床工作中发现了一种应用MEAW技术治疗殆平面偏斜的有效治疗方法——反向调节法。虽然该方法在临床治疗上取得了初步成功，但是，该治疗方法能否对所有殆平面偏斜的患者有效，其适应证、禁忌证又是什么，其作用机理是否是由于后牙牙周膜面积较前牙大，所以原本想改变后牙的力，却影响了前牙；另外，是否应该配合局部的垂直牵引，以使疗程缩短等，还缺乏深入的研究。

　　考虑到三维有限元分析法在解决复杂生物力学问题上的优越性，同时，基于前期已经取得的相关研究成果，通过建立标准上、下颌牙列、牙周组织以及矫治弓丝的三维有限元模型，研究在不同加载方案下，牙齿及牙周组织的应力分布情况，从而寻求一种治疗殆平面偏斜的最佳治疗方法，同时阐述其治疗机制，为临床更好地治疗殆平面偏斜畸形，并进一步为其他疑难错殆畸形的治疗，提供参考。

## 一、实验材料与方法

### 1. 实验设备与材料

　　从临床患者中选取一殆平面偏斜病例，患者女性，上颌左、右第一前磨牙已拔除，牙周健康，已应用直丝弓矫治技术固定矫治14个月，牙齿已排齐，间隙尚未完全关闭。实验所用设备如下：

64排螺旋CT机（美国GE公司）

游标卡尺（哈尔滨量具刀具厂）

Mimics10.1软件（比利时Materalise公司）

Ansys10.0软件（美国Ansys公司）

Pro/E软件（美国PTC公司）

PC机（Intel 酷睿Ⅱ处理器，硬盘720G，CPU2.6G，内存2G）

### 2. 原始数据的采集

患者取水平仰卧位，下颌位于息止殆位，上、下颌牙齿无重叠、接触。采用64排LightSpeed VCT螺旋扫描CT机，设置扫描层厚为 0.625 mm，以水平位、薄层扫描被检者颅部。窗位为100，窗宽为2000，数字矩阵为512×512。然后对2D图像进行3D重建，图8-27所示为其中一层的扫描CT图像。

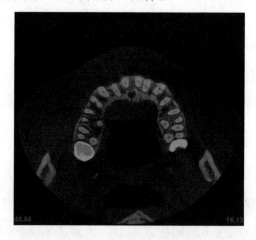

图8-27　CT扫描横断面图像

### 3. 重建上颌牙列及牙周膜的3D模型

1）上颌牙列的模型层次结构

该模型要具备以下特征。

（1）模型要层次清晰、条理清楚，并且可以从任何一个层次、任何一个角度显示模型。

（2）能真实反映上颌牙列的解剖学特征，并且外观上具有良好的几何相似性。

（3）模型内部几何描述要尽可能简洁，并且要求模型除了满足几何相似性之外，还要满足有限元建模的要求。

（4）具有模块化、层次化的模型库结构，模型可装配性、可编辑性强，可实现大到应用模型的重组和整体装配模型的构建，小到底层模型即对单颗牙齿上的一个特征点进行编辑。

整体模型结构分为以下三个层次。

（1）模型原始数据库包括所有模型的原始数据、轮廓特征（以IBL文件格式存储）和经过定位等处理的3D线框模型（在CATIA平台中存储为CATproduct或CATpart格式，并输出为IGES标准格式）。

（2）基本模型数据库包括上颌牙列和牙周膜以及上颌牙槽骨的3D曲面模型。其中牙列中的任一单颗牙齿可以拆分为独立文件。

（3）应用模型数据库可以根据研究需要，调出基本模型数据库中的基本模型数据然后进行重新组装。

三个数据库中的模型数据均以同一坐标系为基准进行定位。

2）CT图像预处理

医学图像数据信息的采集过程中，需要对采集的横断面图像进行抑制噪声、平滑滤波、提高信噪比以及增强图像特征等一系列操作。这是因为CT扫描时随机扰动的各电子器件都会不可避免地产生噪声，从而影响影像数据的准确性。CT图像扫描时，不同密度的组织，显现出的灰度值不同。由于密质骨、松质骨的存在，使得CT图像的中央图像灰度值的分布很不规律，而且图像的边缘也很不连贯，并且存在大量的空穴，因此重建前需要填充、修补CT扫描图像的空穴。

3）上颌牙列三维模型

MIMICS（Materialise's interactive medical image control system）即数字化交互式三维医学影像控制系统，三维图像处理、编辑软件。MIMICS可在Windows95/98/XP环境下运行，能将MRI或CT扫描数据换算成快速成型所需的模型文件或3D-CAD（计算机辅助设计）文件。它先通过输入各种CT、MRI扫描数据建立三维研究模型，然后对所得模型进行查看、编辑，并将扫描所得数据快速换算成完整的3D-CAD、RP（快速成型）、FEA（有限元分析）等数据格式，最后存储、输出为通用的CAD、CAM（计算机辅助制造）、CAE（计算机辅助分析）、FEA、RP等格式，这样就可以方便地在普通PC机上进行大批量数据的换算处理。MIMICS在这些领域内的应用具有其他软件无法比拟的优势，所以本实验决定采用MIMICS软件来构建上颌牙列的三维模型。

具体的建模步骤如下。

（1）将扫描获得的CT数据导入MIMICS，同时设定相应的视图方向，设定完成后继续读取建模数据，如图8-28所示。该图由冠状面、矢状面以及轴状面三个扫描图像组成。因CT扫描时采集的数据范围较大，所以需要对原始CT影像图片进行筛选、预处理，然后重新排列。最终选择出符合条件的含有上颌骨及上颌牙列的全部扫描图像（图8-29）。

（2）进行阈值分析。准确地设定阈值是组织提取的关键，如果最小阈值设定得太高，就会有许多骨组织丢失；反之，最小阈值设定得太低，又会包含许多噪点。

在牙齿的部分画一条线（图8-30），单击弹出对话框上的"start the holding"（图8-31）。

（863，3071）是依据CT扫描图像灰度自动生成的阈值，如果边界分割得不太清晰，可以修改阈值，确认后单击"close"，然后单击工具栏的"apply"保存。

接下来要对CT扫描图进行区域增长操作，得到区域增长图（图8-32）。

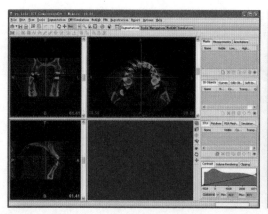

图8-28　CT扫描图像

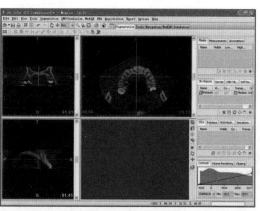

图8-29　上颌CT扫描图像

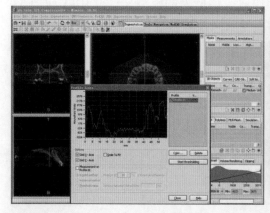

图8-30　CT图像阈值设置

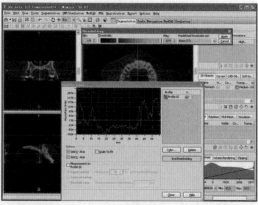

图8-31　CT图像阈值图

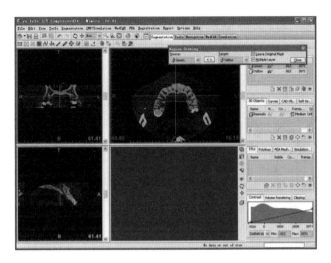

图8-32 CT区域增长图

（3）优化、处理模型。单击"close"，这时生成的模型中会有很多的伪影和空洞，这将会给后面的Ansys处理带来很大的麻烦，所以要逐一地对CT图片进行填充、修补处理。伪影的产生是由于患者拍CT时牙齿上黏有托槽；而空洞并不是原来就有的，是由于CT设定阈值的差别造成的，因此这样处理不会影响后续的分析结果。然后单击"+"，经过运算建立3D模型（图8-33）。

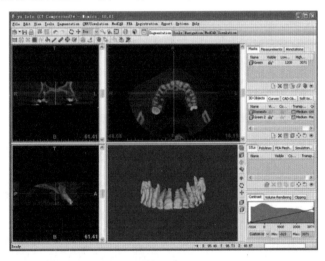

图8-33 上颌牙列三维模型

（4）模型优化。从图8-33可以看出，得到的上颌牙列的3D模型十分粗糙，必须进行进一步优化处理后方可应用于三维有限元的应力分析。图8-34是优化处理前的图像，图8-35是优化处理后的图像。

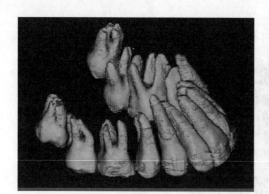

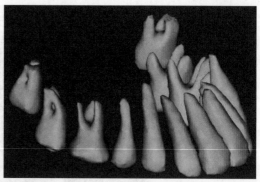

图8-34 优化处理前的上颌牙列三维模型　　　　图8-35 优化处理后的上颌牙列三维模型

4）上颌牙齿的牙周膜模型

牙周膜的建模要求为：按照牙周膜的解剖学要求设定其厚度为0.3 mm，并且紧贴牙根外表面。牙周膜的建模操作思路为：首先，将已经构建好的牙根模型的外表面假定为牙周膜的内表面；其次，通过操作将其向外整体平移0.3 mm，得到牙周膜外曲面，将这两部分曲面叠加形成牙周膜曲面组；最后，再通过操作得到牙周膜。

牙周膜的具体建模步骤为：沿$z$轴将基面负向平移1.1 mm，生成一基准平面，并以此作为牙周膜壳面的第一部分；使用上述基准平面除去牙冠部的曲面后生成牙根外表面；将曲面再往外平移0.3 mm，生成牙周膜外曲面，从而得到牙周膜壳面的第二部分；将这两部分曲面互相叠加后得到牙周膜曲面组；最后再通过布尔操作减去牙体部分即可得到独立的牙周膜模型。

5）MEAW三维模型建立

假定矫治不锈钢钢丝为各向同性、线弹性、均质材料。先应用Pro/E软件绘制MEAW弓丝的2D图形，然后再将图形扫描形成3D图形。构建MEAW弓丝三维模型时，要求每个"L"形水平臂要比相邻的"L"形水平臂高或者低0.5 mm，从而形成一侧高、一侧低的阶梯状多曲方丝弓，根据患者左右向殆平面偏斜的具体情况确定阶梯的方向。图8-36所示为阶梯式MEAW的三维模型图。

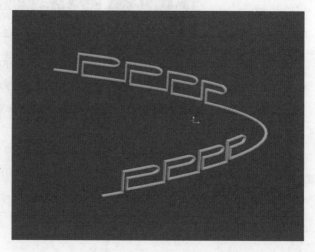

图8-36 阶梯式MEAW三维模型

### 4. 三维有限元的前处理

三维坐标原始数值经过分析、处理后，得到了上、下颌牙列及牙周支持组织的几何模型，接着可以以模块化原理为核心进行上、下颌牙列及牙周支持组织的有限元建模。模块化思想就是指对一定范围内功能不同或功能相同性能不同的组织（本实验的研究对象为上、下颌牙列及牙周支持组织）进行功能分析后，从初始的实体模型构建和划分出一系列模型库，再通过对其中模块的组合和选择，最后可以构建成不同的分析模型（本实验为有限元模型），从而满足医学科研与临床的不同需要。

有限元的前处理主要包括三个步骤：参数定义、实体建模（模型转换）、网格划分。

1）参数定义

主要定义材料特性参数和单元类型。本实验所用材料假定为各向同性、均质、连续的弹性体材料，材料的泊松比和弹性模量均选自相关文献（表8-10）。单元类型选定为一阶四面体（三棱锥）实体单元。

表8-10　牙齿、牙周组织的弹性模量和泊松比

| 材料 | 弹性模量 / MPa | 泊松比 |
| --- | --- | --- |
| 牙齿 | $2.07 \times 10^4$ | 0.3 |
| 牙槽骨 | $8.00 \times 10^2$ | 0.3 |
| 牙周膜 | 70.3 | 0.45 |

本实验的首要步骤就是建模，将一个牙齿模型细分成上颌牙、下颌牙、牙槽骨及牙周膜。需要注意的是将牙齿再细分成牙本质、牙髓以及牙釉质是不可取的。这是因为主要研究正畸力作用下各牙牙根移动时牙周组织的应力分布，可以将牙齿作为一个整体看待；而且牙本质和牙釉质都是刚性材料，即使存在少许偏差，由于牙周膜含有较小的数量级，这个偏差也不会造成太大影响，可以忽略；另外，没有对牙髓腔进行独立的分析研究，是因为实验方法和资源有限，同时相比于牙齿的整体，牙髓腔所占的比例很小，因而可以在一定的偏差范围内将其忽略，从而简化运算，提升实验效率，节约实验操作和实验资源。

牙周膜是软组织，而软组织力学分析要满足的条件为：非均质性、非线性、黏弹性和各向异性。早期的研究多将牙周膜假定为均质的线弹性物质，这主要是为了简化计算。近年来，随着计算机软、硬件技术的发展，牙周膜的生物仿真研究也取

得了很大的进展。Geramy在构建牙周膜时将其设计成唇侧、舌侧、近中面及远中面且具有不同深度、不同厚度的牙周膜。Katona等和Qian等甚至将牙周膜设计成两种不同材质：主纤维（principal fiber）和非主纤维基质（nonpricipal-fiber matrix，NPFM），虽然都假定为均质、各向同性的材料，但是在限定主纤维不传递压应力而只承受拉应力的条件下，就使得牙周膜具有了非线性的特点；同时，还将非主纤维基质假定为黏弹性材料。本实验在设计中仍将牙周膜当作均质的线弹性材料来考虑，是因为：本实验主要是分析多曲方丝弓在载荷力加载瞬时牙周支持组织及牙齿上的应力分布，所以不考虑时变性；虽然牙周膜在解剖学意义上的厚度为0.15～0.38 mm（各个面具有不同的厚度），且符合各向异性的特点，但牙周膜的确切材料参数仍很难获得。现有文献报道的只是单颗牙齿的部分模拟，在整个牙列的应力分析中其对最终分析结果准确性的提高程度还不十分确定，而且在三维有限元分析中要求的是关键的部分细化一点，非关键的部分简略一点，即考虑一个功效问题，因为复杂的计算会使CPU的运算时间呈几何级数增长。所以本着简化原则，本实验仍将牙周膜设计为均质的线弹性材料。

2）模型转换

有限元模型的原始信息采自CAD软件中经CATIA转化生成的数学模型。对模块进行实体分割之前要先从CAD软件中导入信息，进行数据转换。实体数学模型在进行数据转换时，应先将其换算为标准的数据格式文件。CAE/CAD软件都有专用的IGES数据接口。以IGES格式导入已完成实体造型的实体模型至FEA软件Hypermesh中，获得上、下颌牙列以及牙周支持组织的3D模型。

因为牙齿的解剖形态、曲线比较复杂，而且在数据转换完成后，牙列模型会出现一些小曲面的遗失、曲线的部分重叠和曲面的微小缝隙，所以必须对其进行相应的修改和进一步处理后，才能更有效地建立有限元分析模型。

在对3D实体模型进行上述输入调整后，可进行模块化建模的重要一步——模型分割。因几何模型构建时牙周膜、牙齿以及牙槽骨是单独建立的，所以都各自单独存储为一个文件。主要是对单颗牙进行分割，每部分都分为牙冠、牙根、牙周膜与牙槽骨接触面、牙齿与牙槽骨接触面等部分。模块生成后，各部分分别存储为单独文件，再以Hypermesh自动保存的文件格式导出；最后，对每个牙单位的线框模型进行重建，自动保存，生成实体模型，就建立了上、下颌牙列以及牙周支持组织的模块化模型库。下颌牙列各单元整合后如图8-37所示。每一牙单位包括牙冠、牙根、牙周膜。图8-38以下颌侧切牙为例说明了各单元模型的组成部件。

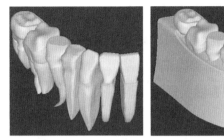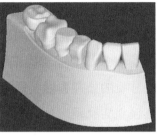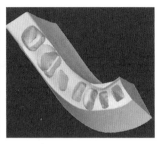

图8-37　下颌右侧牙列模型的模块分割

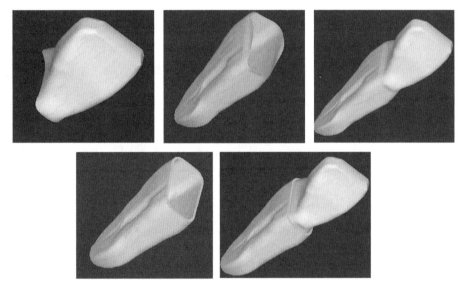

图8-38　下颌侧切牙各个部件牙冠、牙根、牙体、牙周膜及整个单元模型

对牙齿及其支持组织模型进行模型分割时，应遵循以下原则。

（1）几何相关性原则。几何相关性是指两个实体模型之间的静止位置应保证有共用的面，主要连接处节点的精度以及点、线、面的结合或划分要十分精确。模块划分时要充分考虑到模块的几何相关性，在调用各个实体模块进行组装时，要保证整体模型的几何位置不变，这样就不会出现位置错动，而导致模型不能正确地划分有限元网格。

（2）生理功能性原则。生理功能性是指各个实体模型应能反映一定的生理功能特性，即各单独模型就能完成一定的独立实验。比如，一个牙齿单元经网格划分后既可以完成单独的牙齿的载荷力学分析，又可以和其他模块组合，作为某一整体中的一部分完成特殊载荷条件下的力学分析。遵循这一原则就可以保证模块选择的功能完整性。

3）网格划分

本研究采用的Hypermesh软件可以由封闭网格面向内自动形成实体单元。基于公用界面网格划分技术的核心步骤，就是先将模型表面划分为封闭的四边形或三角形网格，然后再以该封闭网格为基础，由表面逐步向内自动形成六面体或四面体单元。利用这种方法将相邻的不同材质的公共界面分别采用同一个界面网格进行单独的实体网格划分，生成两个各自独立的有限元分析模型；然后再将两种不同材质有限元分析模型组合成一个整体。由于这两个有限元分析模型在公共界面具有相同的单元网格，因而保证了两个有限元分析模型在公共界面对应节点可以完全重叠，避免了由于节点不重合而引起求解不同的问题。

通常可以使用立方体（六面体结构）或者三菱锥（四面体结构）作为最基本的结构单元，进行立体建模。若一个物体的形状比较规整和规范，可以采用六面体结构进行网格划分，它的优点是计算更加精确。如果物体形状十分不规整，仍使用六面体结构，就很难正确和精确表述其结构和形状的复杂性，而采用四面体结构单元就能很好地做到六面体结构单元所不能达到的效果。本实验牙齿具有形状结构不规则、表面变化多样等特点，具有尖多、窝多、沟多、嵴多等十分复杂多变的结构，所以在进行网格划分时均采用四面体单元结构。这样做既在宏观上使模型与真实牙体形态轮廓相似度较高，又提高了建模的准确性，能够保证网格一致性，使得模型的后处理和力学分析更加简单。

本实验主要研究前牙牙周膜及牙根的应力分布特点，所以将牙周膜单元尺寸划为0.3 mm，切牙区牙根部分单元尺寸选为0.4 mm，切牙牙冠和其余牙齿单元尺寸选为0.8 mm（图8-39），牙槽骨单元尺寸分别选为0.8 mm、1.5 mm、2.0 mm三个等级（图8-40）。

单元尺寸和单元阶数的确定需要综合考虑计算规模的大小和计算结果的精度。此处采用了上述的单元尺寸选择方法。

先用2D中的Automesh工具得到模块的表面网格，然后将表面网格进行细化处理，并用Equivalence工具抹去自由边和重复节点，用Optimize工具消除质量差、不合要求的网格单元，增加模型的合理性和整体性，使得最终的模型具备以下特点：①整体性完善；②整体结构单元封闭；③整体结构单元连续；④整体的立体结构呈三角形（图8-41）。

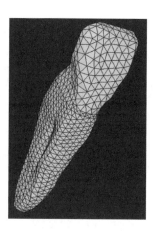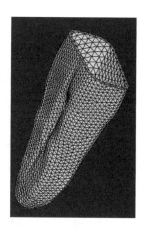

图8-39　右下侧切牙牙体及牙周膜的有限元网格图

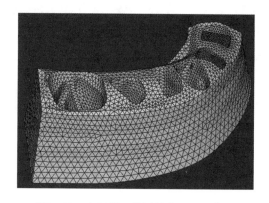

图8-40　右下颌牙槽骨的有限元网格图

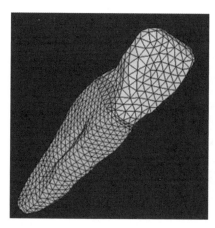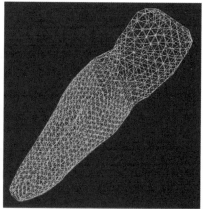

图8-41　右下侧切牙的表面三角形网格图及线框图

　　再利用3D中的实体网格生成工具——Tetramesh，构建生成下颌牙列（除去第二磨牙）、切牙牙周膜及牙槽骨的三维实体有限元模型（图8-42和图8-43）。

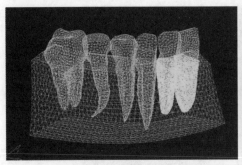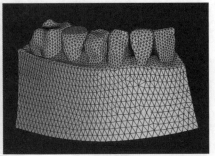

图8-42　右下牙列总装有限元网格模型颊面观（线框图及实体图）

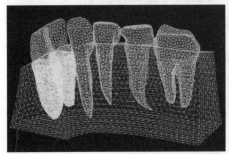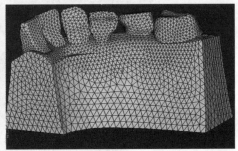

图8-43　右下牙列总装有限元网格模型舌面观（线框图及实体图）

由于所研究的对象是解剖形态复杂的实体模型，所以进行仿真分析时，选择应用Ansys有限元软件来保证所构建的有限元模型的准确性。将MEAW弓丝、上下颌牙列、牙周膜数据输入Ansys软件。设定合适的空间结构单元后，参照已有文献，输入牙齿、牙周膜以及MEAW不锈钢弓丝的泊松比和弹性模量数据，经自由网格划分后生成有限元模型。表8-11为各组织的弹性模量和泊松比系数。

表8-11　各组织弹性模量和泊松比系数

| 组织 | 弹性模量／MPa | 泊松比 |
|---|---|---|
| 牙齿 | $2.07 \times 10^4$ | 0.3 |
| 牙周膜 | 70.3 | 0.45 |
| MEAW | $1.76 \times 10^5$ | 0.3 |

4）上颌牙列有限元模型

从MIMICS中将文件输入Ansys软件进行有限元分析计算时，为了使得分析的数据量合理，提高计算效率，减少计算量和计算时间，并确保分析过程不因数据过多而崩溃，需要严格限制网格单元的数目。并且还要对构建好的有限元模型进行优化和简化处理。可以通过MIMICS软件，使用其中有限元计算模块，来完成优化和简化处理。先将数据进行导入和分析，将分析结果按要求的格式进行输出，并应用FEA进行进一步的分析计算。依据原始数据进行立体模型的建模，再通过网格确定和划分，并运用在有限元计算和分析当中。在对所需模型进行优化处理时应用Remesh命令会自动调用Magics9.9软件。Remesh命令用来优化、处理网格单元，它最主要的作用就是在进行FEA前，对网格单元做相关的前处理。使用MIMICS对牙齿的扫描资料和数据进行处理后，得到牙齿的原始的立体模型，调出FEA中的Remesh指令，进行模型的网络划分，同时进行数据的优化和简化处理。另外，Magics9.9软件可以探测、去掉拥有较低网格质量的单元，从而大大减少分析计算的工作量，提高工作效率。

在建模的时候，通过重新进行网络划分，可以改善过渡单元的性质，使得三角片向三角形进行变化，提高它的质量。因此，适当地进行模型网格重新划分是十分必要的，可以达到优化效果。图8-44所示为重新划分网格后得到的上颌牙列的有限元模型。

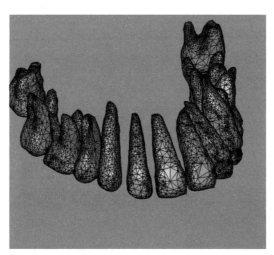

图8-44 上颌牙列有限元模型

5）MEAW有限元模型

MEAW弓丝采用0.017 in×0.025 in的不锈钢方丝弯制。在Ansys软件当中导入由Pro/E软件构建得到的MEAW三维实体模型，首先定义材料的物理特性，其次划分网格并对模型施加载荷和约束，即进行有限元分析。其建模步骤如下。

（1）初始定义。设定分析类型为结构分析，选择"Main Menu"→"Preferences"，在弹出的对话框中选择"Structural"，单击"OK"按钮，如图8-45所示。

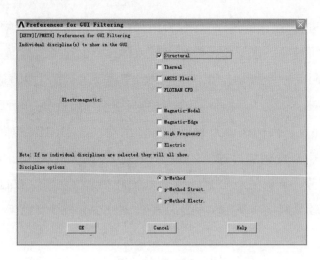

图8-45　初始定义

（2）设定单元类型。本文弓丝采用3D模型，即应用Solid95空间单元进行载荷分析。其路径为：Main Menu→Preprocessor→Element Type→Add/Edict/Delete。在弹出的"Element Type"对话框中单击"Add"按钮，在新的"Library of Element Types"对话框中选择"Solid95"单元，如图8-46所示。

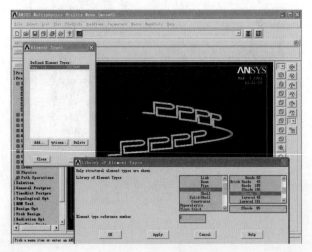

图8-46　设定单元类型

（3）设定材料属性。路径为：Main Menu→Preprocessor→Material Props→Material Models。如图8-47所示。

（4）划分网格。本文应用Ansys软件进行自由网格划分。任何几何体，即使是不规则的几何模型，也可以进行网络划分。图8-48所示为网格划分后的MEAW有限元模型。

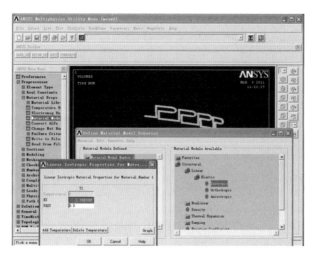

图8-47　定义材料参数

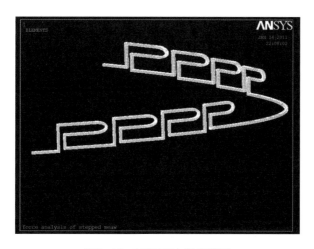

图8-48　MEAW有限元模型

5. 载荷和约束条件

1）加载方案

（1）在MEAW弓丝的$x$轴、$y$轴和$z$轴三个方向上添加约束，保证模型固定不动，用以模拟实际的加力工况，并且在弓丝"L"形水平臂上，相当于每个托槽的位置处加载$U_x$，$U_z$方向的约束，使得它在上述两个方向上固定不动。

（2）将在垂直方向上的等值反向的控制位移，施加在弓丝两边"L"形水平臂上，并在其上施加垂直的控制位移，其位移量设定为0.5 mm、1.0 mm、1.5 mm、2.0 mm，然后进行非线性分析。

（3）在每颗牙齿的颊面设立一个刚性参考点，使其完全重合于它的背板的底面的中心，对牙周膜的自由度进行合理约束，并在每个刚性点上，施加MEAW弓丝的反作用力，然后进行非线性分析。

2）边界条件

（1）实验条件的假设。

假设模型材料和组织具有以下性质：连续性、均质性、线弹性，并且材料变形为小变形。

假设两牙之间的接触点光滑无摩擦，其间的相互作用是通过基于公共界面网格的划分实现的。

牙齿存在的牙槽窝具有合理的光滑度和动度，牙槽骨光滑并且是固定的，并假设牙周膜具有相同的厚度，且为0.3 mm。

在牙齿进行移动时，各个单元要有必要的稳定能力，牙齿模型的截面不能够产生滑动。

（2）实验边界条件的设定。

对牙槽骨的下表面和近中截面进行约束，并设定唇舌表面为自由的边界。

由于牙根深植于牙槽骨中，受矫治力后位移很小，并且牙根与牙周支持组织构成了一个弹性缓冲系统，而牙周膜同牙齿和牙槽骨进行比较，它的弹性模量相对要小很多，因此在实验的过程中以及分析计算中，可以忽略牙槽骨产生的位移和变形。当载荷较小的时候，可以将其视为一个刚性体来进行分析和计算。因为本研究建立的三维有限元模型主要是应用于计算研究牙齿所受的矫形力，因此为满足边界约束的相似性，将牙槽骨视为边界刚性约束。

二、实验结果

1. MEAW加载模型图

MEAW加载模型图如图8-49所示。在实验中模拟临床调整加力方法，先对MEAW弓丝末端进行加约束设定（相当于上颌第一磨牙颊面管的约束作用），再逐一向近中加载垂直方向位移控制，整个加载方法与临床实际操作相一致。

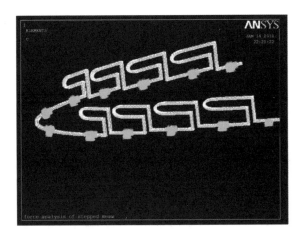

图8-49 MEAW加载模型图

## 2. MEAW位移效果图

图8-50所示为模型加载后的变形图。白色实体为变形前的模型图，图中虚线为变形后的模型图，图形显示的为模型侧向位移时$U_y$方向力的分布，变形是反对称的。弓丝形变后在相应牙齿的托槽位置会产生$U_y$方向的集中力，并且两侧的集中力大小相等、方向相反，同时，弓丝整体将产生一定方向的旋转，从而达到矫正𬌗平面偏斜的目的。

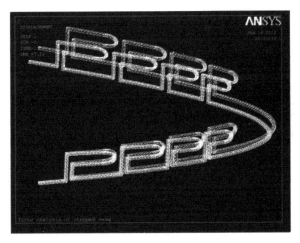

图8-50 MEAW位移效果图

## 3. 加载后MEAW应力分布图

图8-51所示为加载后MEAW弓丝的应力分布图。弓丝内部应力十分均匀地分布，避免了应力集中的出现。

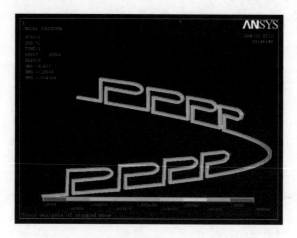

图8-51　通过实验加载后的MEAW应力分布图

### 4. 加载后上颌牙周膜应力分布图

正畸治疗过程中，牙周组织应力的分布和大小对牙齿移动至关重要。如果矫治力过大，就会导致牙周膜出现大面积的、弥漫的透明性变，就可能导致牙槽骨和牙齿发生不可逆的改变或创伤。本实验表明，牙周膜的应力分布比较均匀（图8-52），有利于牙齿的整体移动。在临床应用中发现，当在MEAW弓丝两侧应用"反向调节法"时，对矫正殆平面偏斜是有效的。

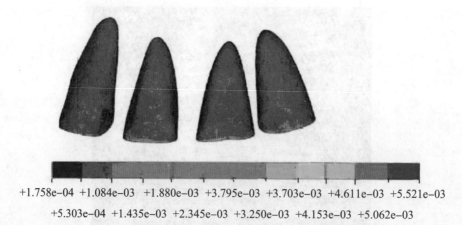

+1.758e-04　+1.084e-03　+1.880e-03　+3.795e-03　+3.703e-03　+4.611e-03　+5.521e-03
+5.303e-04　+1.435e-03　+2.345e-03　+3.250e-03　+4.153e-03　+5.062e-03

图8-52　加载后上颌牙周膜应力图

## 三、讨论

本实验应用Ansys、Pro/E和MIMICS软件结合64排螺旋CT技术，将牙齿细分为上颌牙、下颌牙、牙槽骨、牙周膜以及MEAW弓丝，并进行了相应的建模，同时对特定载荷条件下的MEAW弓丝进行了力学范畴的分析。然后经过有限元分析得出了此种加力状态下牙周膜的应力分布情况，从而为临床殆平面偏斜的治疗操作及理论分析提供了一定的参考。

### 1. 研究方法

#### 1）CT图像的采集方法

本实验采用螺旋CT对患者的头部进行扫描操作。通过CT扫描，得到相应的数据，进行有效的存储，成为有限元分析和计算的原始数据。该方法具有以下四个方面的优点。

（1）不会使模型遭到破坏。常用的其他方法，如磨片法，在数据获取的时候往往会对原始数据造成破坏和损害。

（2）具有很强的适应性。它能够对各种复杂的结构和形态进行三维建模，而传统方法往往仅适用于形态简便、组织结构良好、易分辨且数据量不大的对象的建模。同时，采用CT扫描，还可以简化操作，并提高模型的精确度和分辨率。

（3）提高了实验的柔性。可以根据自身条件和实验需要，对扫描的距离进行设定，并使得各个断面、解剖图都符合实验要求，且具有较高的清晰度，使得原有的物体能够被真实地表达出来。

（4）具有实用性高、简单性好、快捷方便、精确性高等优点。传统的建模方式，往往操作烦琐复杂，同时会消耗大量的时间和资源，效率十分低下；同时，在操作过程中，各个阶段都会产生一定的误差，叠加起来最终导致实验结果的误差很大。CT扫描图法是直接对被研究的物体进行CT扫描，并将扫描结果以图像或者数字的形式表现出来，因而能够减少误差，提高效率。

#### 2）MIMICS软件三维重建

MIMICS软件能够对图像进行自动识别、定位和处理，快速建立上颌牙列模型，并将所获取数据直接转换为有限元软件能够读取的数据格式进行三维重建操作，重建生成的模型在形态、组织和结构上都具有良好的性质，因而进行重建的效果好、精度高。

#### 3）真实牙列与仿真牙列

实验采用真实牙列，能够尽可能还原患者矫治过程，体现临床矫治特点。若采用仿真牙列进行实验，所有性能参数都是固定的，重建的三维模型也是相同的，力学仿真试验结果有很大相似性；而采用真实患者牙列实验时，由于每个患者的骨质密度不同，牙根形状不同，对正畸力的反应不同，同一种矫治方案，对不同患者的矫治效果和矫治周期都会不同。因此，今后可以针对不同患者通过实验，分析制定出个性化矫治方案。

### 2. 对总体实验方案进行设计和论证

#### 1）力学分析手段的选择和论证

牙齿的结构应力分析通常采用的方法既有应力实验分析法，又有应力理论计算法。其中较常用的有3D光弹应力分析法、实验动物研究法、数字化全息照相法及有限元分析法等。对于体积较小且解剖形态复杂的牙体模型，如果采用应力实验分析的方法会有些困难，因为在实验方案设计之初，由于其解剖形态的特殊性，在设计中一定会有大量的简化，这就会导致最终实验结果与临床实际的不一致，就会造成研究结果缺乏说服力。而如果采用实验动物研究法，它的缺点就是不能真实地将人体内部的各种器官的解剖学特性展现出来。光弹应力分析法具有能正确地将被研究对象的内部力学分布表现出来的优点，但同样也具有局限性，就是它不能够模拟被研究对象和它周围的组织之间的应力关系，同时建模过程十分复杂；将数字化的照相技术运用到建模中，可以快速准确地进行研究对象的建模测定和实体的表面测算，同时还能够计算和分析出被研究物体的表面力学情况，但它不能够计算出被研究物体的内部力学情况，而且其表面的应力分布是对位移值进行微积分运算，所以有较大误差。有限元分析法是对模型或实物进行结构应力分析的一种非常有效的方法，可以运用计算机技术计算和分析出所建模型在各个节点的位移和应力，能够十分准确和合理地表示出牙齿及其周边组织的物理学和生物学性质，因此这种方法往往作为研究牙齿及其周边组织的理想研究模型，尤其是当实验研究的问题和目标十分清晰，模型的建立过程十分正确，并且所得的实验结果能够经受实践的检验、能够反映实际问题的时候，三维有限元分析法有着其他分析方法无法比拟的优势。

有限元分析法和实验应力分析法相比，有很多突出的特点：①它可以准确地分析任何复杂边界条件和几何形状的研究对象，并加以准确地表达；②它还可以对研究对象内部结构中的不同材料的部分进行应力分析和计算；③若研究对象处于复杂的载荷情况下，它也能对实体进行建模分析，而且构建的有限元模型可以反复使用而没有任何力学性质的改变；④它还可以根据需要对模型进行修理、改动，同时保证加载条件和模型的一致性；⑤它还可以依靠计算机来处理大量、复杂的数据（如三维物体结构分析），并且计算数据精确度高等。

目前，口腔正畸生物力学的相关研究领域已经开始越来越多地应用三维有限元分析法作为研究手段，并且随着三维有限元分析理论的日趋发展，电脑技术和软件技术的不断革新，这种分析方法必将在多种问题的分析与解决中发挥至关重要的作用。

有限元分析法是将一个十分复杂的物体，通过细分和整理，变成多个十分简单的物体，再进行计算和分析的方法。它通过将整个求解领域分解成多个连续的小的求解域，并对每一个求解域进行简单的运算和分析，求出其中的近似值，再对所有的近似值进行分析和计算，求到整个求解领域的解。因此，通过有限元分析法求到的不是准确值，而是近似解，这是由于它是用较简单的问题代替实际问题而求得的解。这种方法能够适应多种物体的建模，并且所求得的结果十分精确，因而成为当前最常用的工程力学研究分析方法。有限元分析法是计算机辅助工程中的一种，和其他的计算机辅助工程方法，如有限差分法、边界元法相比，有限元分析法的应用范围最广。有限元分析法是对一个真实物理学模型的数字化建模，模拟设计不同的加载条件下的工况，以检验这些条件对设计的影响。该设计建立的模型是由大量的离散小块组成的，每个独立的离散小块称为单元（element）。特定的载荷，对每个单元产生的应力的大小都可以由特定的方程式计算得出，将模型中所有单元的应力值相加求和，就可以分析出特定的载荷条件对整个设计的影响。有限元分析法是一种离散化的数值计算方法，单元与单元之间在离散后的相互联系是依靠节点来实现的，所有的位移和载荷都依靠节点来进行计算。对每个独立单元，应用合适的单元形函数（插值函数），使得该函数在外部分解面与子域（外部边界）以及子域分解面、子域内部（内部边界）都满足相应的条件。单元形函数限定了单元内其他点与节点之间DOF值的计算方法，因此它也是一种能够描述出单元内部"形状"的数学函数。最后，将所有单元的方程叠加起来，得到的方程式就是整个结构的方程。对该方程再求解，即可得到整个结构的近似计算结果。

有限元分析法主要用来解决一般方法难以解决的固体力学应力-应变问题和工程结构问题。

有限元分析法可以对模型的结构、形状、载荷和材料力学性能等进行应力分析，可获得模型的应力分布情况和位移情况，并借助计算机准确、快速地求得计算结果。

2）三维建模方法的选择和论证

目前，物体内部应力的分析多依靠有限元分析法来进行。这就要求所构建的数学模型要十分相似或相近于真实的研究对象，这是在进行分析之前必须要完成的步骤，同时它也决定了实验和计算结果的正确性、相似性和可靠度。相似性是指所分析的对象的集合形状、力学性质和载荷情况等都必须相似。在有关口腔的生物力学的实验中，实验和建模的关键是对牙齿以及牙齿周围的牙周组织进行合理有效的模拟，以符合和满足力学性质和解剖学性质。

通常使用的模拟和建模方法如下。

（1）CT图像扫描法。

模型建立的过程为：首先，需要确定一个范围用于模型的建立；其次，对扫描操作进行参数的设定，如设定扫描层的厚度；然后，对扫描对象进行CT扫描，得到相应的数据，进行有效的存储，成为有限元分析和计算的原始数据；最后，对数据和图像进行处理，导入相应的轮廓线位图，并绘制出相应的轮廓线矢量图，在此基础上建立立体模型。

其优点为：不会使模型遭到破坏；具有很强的适应性；提高了实验的柔性；实用性高、简单性好、快捷方便、精确性高；计算机处理方便，并且扫描的结果和数据可以重复使用。

其缺点为：针对细小而复杂的根管系统和解剖形态复杂的牙齿表面，采用普通的CT扫描由于分辨率较低，所以形态显示不是很理想；当对所呈现的图像进行扫描处理的时候，以及进行坐标的选取或者是将2D图片向3D图片进行转化的时候，容易出现操作的错误，导致图片和信息出现错误，产生丢失，若此时的数据被导入DICOM中，就需要进行修改、嵌入或者替代。

（2）三维测量法。

模型建立的过程为：对研究对象进行接触或者不接触的扫描成像的方式，用此方法对牙齿进行模型的构建和测量，能够直接在计算机中形成模型数据，再进行相关的CAD或者CAE数据计算和分析。

其优点为：当采用激光进行扫描，这种方式不用与研究对象进行接触就能够进行信息采集，精确度高，速度快，能够将牙齿表面的复杂情况都进行精确的采集分析，能够很好地研究牙齿的咬合面，因此该方法能够很好地适用于牙齿及其附近组织的信息获取和研究。

其缺点为：目前激光扫描的成本较高，对物体内在材料特性的信息无法采集，且要对所得的数据进行处理和分析，需要较长的时间。

（3）模型转化方法。

模型建立的过程为：通过使用CAD技术，依据研究对象牙齿的相关数据、大小、尺寸、形态、外形以及解剖学和生物学的特点进行模型的建立，这样的建模方法能够保证模型的准确化、通用化和标准化的特点。在建模成功后，可以进行信息的输入或者模型的转化等操作，得到最终想要的立体图像。

其优点为：选取模型具有代表性；模型的图像无任何扭曲、变形。

其缺点为：在所有建模的过程中，由于牙齿是不规则的物体，其表面的轮廓和内部的结构都十分复杂，因此在进行模型构建的时候，就无法准确地对牙齿的力学性质和几何性质进行准确、完善和高精度的表示；同时，由于这是一种简单化的方法，因此就势必会造成一些信息资料的流失，对分析和计算的最终结果造成不可避免的影响。

所进行的实验和研究，建模的研究对象是上颌牙列、下颌牙列及牙周支持组织，主要是对牙周膜及牙根的应力分布进行分析，建模的关键是如何准确地获得牙根的三维外部轮廓。传统的磨片法耗时长，所得结果数字化时间长、偏差大。而CT扫描技术所得图像几何形状精确，且经过转化后可以获得三维的数据。基于上述原因及实验的具体要求，本实验采用CT扫描采集获得牙齿外形通过对牙齿周边组织进行建模，从而最终得到三维的模型数据。通过这种方法能够完善和准确地反映牙齿和牙齿周边组织的物理学和生物学结构以及建模对象的实际形态。

3）网格划分的选择和论证

在建立有限元分析模型时，通常应用网格划分方法，对生物体这样多材质而且形状复杂的三维实体模型进行网格划分时，很难做到邻近材质在公共界面上的对应节点的完全重叠。如果将两种不同材质间的关系通过接触分析中的联合功能设定为联合关系，那么由于组织结构形状复杂，联合面是很难确定的，而且这种方法运算量较大。本研究采用了基于公共界面的网格划分技术，从而很好地解决了这个问题。

本研究应用Ansys软件中的自由划分网格功能进行网格划分，该软件具有由封闭网格面向内部自动生成实体单元的能力。先将物体表面划分为封闭的四边形或三角形网格，然后以该封闭网格为基础，由表面向内逐步生成六面体或四面体单元。通过这种技术可以用同一个界面网格对实体网格单独进行划分，将相邻的不同材质的公共界面分别生成两个独立的有限元分析模型，然后再将这两个独立的有限元分析模型整合成一个整体。由于这两个各自独立的有限元分析模型在公共界面内具有相同的单元网格，因而保证了在公共界面内两个有限元分析模型所对应的节点是完全重合的，避免了由于节点不完全重合而产生的求解的误差。

4）建模简化原则与思路

本文之所以要构建正常人上、下颌牙列及牙周支持组织的三维有限元研究模型，主要是要对牙齿牙列的三维仿真建模模拟。因此对建模的相似度要求较高，当进行计算机处理的时候，只有当模型与真实的牙齿牙列在几何学、物理学、解剖学以及生物学等方面极为相似时才能保证结果的准确性。

经过对牙齿及牙周组织各个解剖标志点的生理特点、几何形状和几何位置详细了解之后，本实验最终采用如下简化原则来构建几何模型。

（1）参照临床医学标准，保证模型与几何学、物理学、解剖学以及生物学等方面极为相似。

（2）对称问题。从医学角度上讲，正常人的牙齿牙列的几何形状以及力学特征通常是呈对称分布的。在进行建模的时候，可以充分运用以上的对称性，先对某一侧的牙颌进行模型的建立，再将构建好的模型进行对称操作，得到完整的牙齿牙列的模型。

本次试验所构建的模型的另一个目的是想通过对所建三维有限元模型的力学分析，来模拟临床上不同正畸力加载条件下，牙齿及牙周组织的载荷力分布情况，从而力求寻找出更加安全、高效的正畸牙齿加力方式来指导临床操作。对模型的要求是其必须满足在几何以及力学上的相似性，因此，通常在工程上的建模需要遵循以下的原则。

（1）在模型构建完成，将要进行后续处理的时候，必须采用工程学的方法对模型进行力学结构判断。

（2）必须准确找出模型的作用力与反作用力点。

（3）尽可能利用结构的对称性。

（4）对剪切、扭转、弯曲和轴向加载，建立载荷的初始传递路径。

（5）在预计的集中应力区进行网格细分。

（6）要对整个工程的预算进行细化。

对牙齿及其周边组织的建模，其研究对象具有复杂多变的特点，还应该注意以下三个要求。

（1）忽略单纯解剖形态上的微小特征，对复杂的自由曲面做相应的简化。

（2）有限元模型应能全面反映原模型的重要解剖学特征，且两者具有良好的几何相似性。

（3）模型应能尽量模拟真实加载状况，并且能全面反映肌肉附着点的位置关系。

模型建立时的相关原则，依据相关临床情况，提出了模型构建的优先区和非优先区。优先区通常表示的是在进行建模的时候，必须对相关数据进行完整的保留和处理，保证相关信息不丢失的区域。该区域的接触位置和形态在建模时要完全符合测量信息，要能真实地反映口腔的实际情况。非优先区是指在造型时不影响模型的真实感，对有限元计算结果影响很小的区域。模型的几何相似性的提高是依据测量结果结合该患者牙齿的解剖学形态特征进行修改得到的。

经过以上原则进行建模操作，能够使得模型几何性质完好，同时具备几何及力学的相似性。

可以从扫描结果中观察到解剖学标志的轮廓范围、起始位点以及终止位点。

本实验所构建的有限元模型不仅可以应用于口腔正畸领域的研究，而且也为口腔颌面外科等相关领域的生物力学研究提供了一项新的分析方法。

### 3. 矫治力的加载方式

本文研究的阶梯式MEAW弓丝形变的作用力主要是通过对"L"形水平臂施加特定位移控制获得的，载荷施加后所有"L"形水平臂的载荷点均在同一平面上，"L"形水平臂水平处产生大小相等、方向相反且分布均匀的应力，能对殆平面偏斜产生有效的治疗作用。实验中模拟临床调整加力方法，先对MEAW弓丝末端进行加约束设定（相当于上颌第一磨牙颊面管的约束作用），再逐一向近中加载垂直向位移控制，整个加载方法与临床实际操作相一致，从而最大限度地还原了治疗过程，使实验结果真实可信。

对比分析两种力值加载方式：方法一是模拟整个托槽宽度施加面载荷，如图8-53所示，三维有限元计算结果如图8-54所示；方法二是简化为托槽中心点单点加力，如图8-55所示，三维有限元计算结果如图8-56所示。第一种加载方式更接近于临床实际受力情况，因此，我们选用的是第一种加载方式。

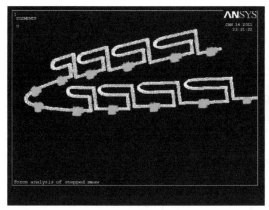

图8-53 施加面载荷图

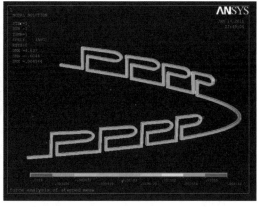

图8-54 有限元计算结果

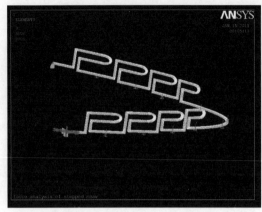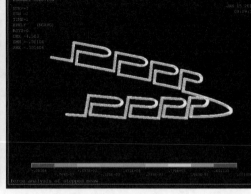

图8-55　中心点加载图　　　　　　　　　图8-56　有限元计算结果

### 4. 牙周膜三维模型

正畸力所产生的牙周膜应力是牙周组织生物学反应的始动因素，根据生物力学原理，正畸牙齿移动的最适合力值应该刚好能够激发起细胞的活性而又不会完全阻断牙周膜内的血供。牙周膜受力后的反应不仅取决于所受矫治力的大小，还取决于牙周膜单位面积所受的载荷（应力的分布），而且应力的分布比应力的大小更加重要。牙周膜应力的分布和大小不仅决定了正畸过程中牙齿移动的方式，而且为临床选择合适的矫治力系统以及对最适矫治力的评判提供了量化指标。

本文所构建的牙周膜模型与真实的牙周膜其实并不一致，它是由计算机模拟构建的，我们无法获得牙周膜的真实模型数据，因为，牙周膜的生物学宽度通常在0.15 ~ 0.38 mm，而本实验所采用的64排螺旋CT扫描采集原始数据的最低层厚只有0.625 mm，所以采用了计算机模拟构建的方法。

### 5. 本实验的不足与展望

本实验样本是就诊患者中随机产生的，存在一定的偏差。该样本的牙根长度、牙槽骨高度水平以及牙周情况均具有特殊性，而非标准模型，因此，本实验结果并不能代表全部情况。并且，由于牙体上黏结有金属托槽，CT影像存在一些伪影，实验过程中需要预先消除伪影、优化模型，在此过程中，牙体轮廓可能会有细微改变，这就会对结果造成一定影响。

在过大的正畸力作用下，牙骨质受压处可能会发生不同程度的牙根吸收，而如果牙根吸收较大就会影响牙齿的稳定性及咀嚼功能。因此正畸治疗中的牙齿移动要尽量选择合适的矫治力或力系，以防止牙齿出现根尖吸收。本实验中模拟了一种临床加力情况，并未尝试其他加载力值大小及加力方式，这是因为我们旨在论证这种临床应用有效的加力方式是否安全无害。而尝试改变加载力值大小及加力方式，以寻找最佳矫治方案，将需要更深一步的研究。

另外，将牙周膜的材料性质定义为线性、均质、刚性性质，其实牙周膜并不具有这样的性质。因为实验条件所限，无法进行更加精确、细致的计算，只能将牙周膜结构简化，得到真实情况的近似值。所以，在后续的研究中需要对牙周膜的建模进行进一步探讨。

## 四、结论

（1）采用患者的上颌牙列实验，完全真实模拟临床矫治过程，可信可行。

（2）采用64排螺旋CT扫描采集患者牙列及颌骨数据，通过MIMICS软件重建患者上、下颌牙列及牙周支持组织模型，模型精度高，可以满足实验要求。

（3）采用有限元分析方法结合矫治弓丝的力学行为，在MEAW弓丝每个"L"形水平臂的水平部位施加位移0.5 mm、1.0 mm、1.5 mm……弓丝整体没有出现较大的应力集中现象，应力分布比较均匀，对牙齿没有较大的集中力。

（4）牙周膜的应力分布比较均匀、安全，有利于牙齿的整体移动。

## 参考文献

［1］刘东旭，郭泾.滑动机制直丝弓矫治技术［M］.济南：山东科学技术出版社，2001：131.

［2］REDLICH M，MAYER Y，HARARI D，et al. In vitro study of "Evaluation of frictional forces during sliding mechanics of "reduced-friction "brackets［J］. Am J Orthod Dentofacial Orthop. 2003，124：69-73.

［3］卢堂枝.关于"摩擦力"概念的讨论［J］.教学与管理，2003：65-66.

［4］THORSTENSON G A, KUSY R P. Resistance to sliding of self-ligating brackets versus conventional stainless steel twin brackets with second-order angulation in the dry and wet （saliva）states[J]. American Journal of Orthodontics and Dentofacial Orthopedics, 2001, 120（4）：361-370.

［5］CACCIAFESTA V，SFONDRINI M F，RICCIARDI A，et al. Evaluation of friction of stainless steel and esthetic self-ligating brackets in various bracket-archwire combinations［J］. Am J Orthod Dentofacial Orthop, 2003，124：395-402.

［6］GRIFFITHS H S, SHERRIFF M, IRELAND A J. Resistance to sliding with 3 types of elastomeric modules［J］. Am. J Orthod Dentofacial Orthop, 2005, 127（6）: 670-675+754.

［7］CACCIAFESTA V, SFONDRINI M F, SCRIBANTE A, et al. Evaluation of friction of conventional and metal-insert ceramic brackets in various bracket-archwire combinations［J］. Am J Orthod Dentofacial Orthop, 2003, 124: 403-409.

［8］KUSY R P, WHITLEY J Q. Frictional forceal resistances of metal-lined ceramic brackets versus conventional stainless steel brackets and development of 3-D frictional force maps［J］. The Angle Orthodontist, 2001, 71（5）: 364-374.

［9］CHA J Y, KIM K S, HWANG C J. Friction of conventional and silica-insert ceramic brackets in various bracket-wire combinations［J］. The Angle Orthodontist, 2006, 77（1）: 100-107.

［10］KHAMBAY B, MILLETT D, et al. Evaluation of methods of archwire ligation on frictional resistance［J］. Eur J Orthod, 2004, 26（3）: 327-32.

［11］THORSTENSON G A, KUSY R P. Comparison of resistance to sliding between different self-ligating brackets with second-order angulation in the dry and saliva states［J］. Am J Orthod Dentofecial Orthop, 2002, 121（5）: 472-82.

［12］THORSTENSON G A, KUSY R P. EIfect of archwire size and material on the resistance to sliding of self-ligating brackets with second-order angulation in the dry state［J］. Am J Orthod Dentofacial Orthop, 2002, 122（3）: 295-305.

［13］CASH A, CURTIS R, GARRIGIA-MAJO D, et al. A comparative study of the static and kinetic frictional resistance of titanium molybdenum alloy archwires in stainless steel brackets［J］. Eur J Orthod, 2004, 26（1）: 105-11.

［14］PARK J H, LEE Y K, KIM C W. Frictional forces between lingual brackets and archwires measured by a friction tester［J］. Angle Orthod, 2004, 74（6）: 816-24.

［15］MOORE M M, HARRINGTON E, ROCK W P. Factors affecting friction in the pre-adjusted appliance. Fur J Orthod, 2004, 26（6）: 579-83.

［16］KHAMBAY B, MILLETT D, MCHUGH S. Archwire seating forces produced by different ligation methods and their effect on frictional resistance［J］. Eur J Orthod, 2005, 27（3）: 302-308.

［17］张玉华, 梁甲兴, 林立. 结扎方式与结扎力对托槽-弓丝-结扎丝结构摩擦力的影响［J］. 福建医药杂志, 2002, 24（4）: 29-30.

［18］CHIMENTI C, FRANCHI L, GIUSEPPE M G D, et al. Friction of orthodontic elastomeric ligatures with different dimensions［J］. Angle Orthod, 2005, 75（3）: 421-425.

［19］KHATIB A S，BERRADJA A，CELIS J P，et al. In viro friction of stainless steel arch wire-bracket combinations in air and different aqueous solutions［J］. Orthod Cianiofac Res，2005，8（2）：96-105.

［20］徐实谦，侯录，康毅志，等. 颊侧多曲簧空间三维测力仪：中国，101513365A［P］，2009.

［21］REDLICH M，MAYER Y，HARARI D，et al. In vitro study of frictional forces during sliding mechanics of "reduced-friction" brackets［J］. Am J Orthod Dentofacial Orthop，2003，124：69-73.

［22］KUSY R P，WHITLEY J Q. Friction between diffent wire-bracket configuration and materials［J］. Seminars in Orthod，1997，3：166-177.

［23］GLENYS A T，ROBERT P K. Resistance to to sliding of self-ligating brackets versus conventional Stainless steel twin brackets with second-order angulation in the dry and wet（saliva）states［J］. AJO-DO，2001，120（4）：361-370.

［24］KUSY R P，WHITLEY J Q. Influence of archwire and bracket dimension on sliding mechanics：derivations and determinations of the critical contact angles for binding［J］. Eur J Orthod，1999，21：199-208.

［25］TIDY D C. Frictional forces in fixed appliances［J］. Am J Orthod，1989，96：249-254.

［26］BEDNAR J R，GRUENDEMAN G W，SANDRIK J L. A Comparatie study of friction force between orthodontic brackets and arch wires［J］. Am J Orthod，1991，100：513-522.

［27］EDWARDS G D，DAVIES E H，JONES S P，et al. The ex vivo effect of ligation technique on the static frictional resistance of stainless steel brackets and archwires［J］. Br J Orthod，1995，22（2）：145-153.

［28］DRESCHER D，BOURAUEL C，SCHUMACHER H A. Friction forces between bracket and arch wire［J］. Am J Orthod，1989，96：397-404.

［29］MOORE J C，WATERS N E. Factors affecting tooth movement in sliding mechanics［J］. Eur J Orthod，1993，15：235-241.

［30］TSELEPIS M，BROCKHURST P，WEST V C. The dynamic frictional resistance between orthodontic brackets and arch wires［J］. Am J Orthod，1994，106：131-138.

［31］SAUNDERS C R，KUSY R P. Surface topography and frictional characteristics of ceramic brackets［J］. Am J Orthod Dentofacial Orthop，1994，106（1）：76.

［32］KEITH O，JONES S P，DAVIES E H. The influence of bracket material ligation force and wear on frictional resistance of orthodontic brackets. Br J Orthod，1993，20（2）：109.

［33］TANNE B K，et al. Wire friction from ceramic brackets during simulated canine retraction［J］.

Angle Orthd，1991，61（4）：285-290.

［34］KEITH O，JONES S P，DARIES E H. The influence of bracket material，lighation force and wear on frictional resistance of orthodontic brackets［J］. Br J Orthod，1993，20（2）：109-115.

［35］DOWNING A，MCCABE J. A study of frictional forces between brackets and archwires［J］. Br J Orthod，1994，21（4）：349-357.

［36］KUSY R P，WHITLEY J Q. Coefficients of friction for arch wires in stainless steel and polycrystalline alumina bracket slots［J］. Am J Orthod，1990，98：300-312.

［37］KUSY R. Ceramic brackets［J］. Am J Orthod，1990，61：291-292.

［38］FRANK C，NICOLAI R J. A comparative study of frictional resistances between orthodontic bracket and arch wire［J］. Am J Orthod，1980，78：593.

［39］KAPILA S，ANGOLKAR P V，DUNCANSON M G，et al. Evaluation of friction between edgewise stainless steel bracket and orthodontic wires of four alloys［J］. Am J Orthod Dentofacial Orthop，1990，98：117-126.

［40］NANDA R. Biomechanics in clinical orthodontics［J］. Philadelphia：WB Saunders Company，1997：188-217.

［41］SAUNDERS C R，KUSY R P. Surface topography and frictional characteristics of ceramic brackets［J］. Am J Orthod Dentofacial Orthop，1994，106（1）：76.

［42］VAUGHAN J L，DUNCANSON M G，NANDA R S，et al. Relative kinetic frictional forces between sintered stainless steel brackets and orthodontic wires［J］. Am J Orhthod，1995，107：20-27.

［43］YAMAGUCHI K，NANDA R S，MORIMOTO N，et al. A study of force application amount of retarding force and bracket widty in sliding mechanics［J］. Am J Orthod，1996，109：50-56.

［44］BRAUN S，BLUESTEIN M，MOORE B K，et al. Friction in perspective［J］. Am J Orthod Dentofacial Orthop，1999，115（6）：619.

［45］THOMAS S，SHERRIFF M，BIRNIE D. A comparative in vitro study of the frictional characteristics of two types of seltligating brackets and two types of preadjusted edgewise brackets tied with elastomeric ligatures［J］. Eur J Orthod，1998，20（5）：589.

［46］THORSTENSON G A，KUSY R P. Comparison of resistance to sliding between different self-ligating brackets with second-order angulation in the dry and saliva states[J]. American Journal of Orthodontics and Dentofacial Orthopedics，2002，121（5）：472-482.

［47］CACCIAFESTA V，SFONDRINI M F，SCRIBANTE A，et al. Evaluation of friction Of conventional and metal-insert ceramic brackets in various bracket-archwire combinations［J］. Am J

Orthod Dentofacial Orthop, 2003, 124: 403-409.

[48] KUSY R P, WHITLEY J Q. Frictional forceal resistances of metal-lined ceramic brackets versus conventional stainless steel brackets and development of 3-D Frictional force maps [J]. The Angle Orthodontist, 2001, 71 (5): 364-374.

[49] CHA J Y, KIM K S, HWANG C J. Friction of conventional and silica-insert ceramicbracket in various bracket-wire combinitions [J]. The angle Orthodontist, 2006, 77 (1): 100-107.

[50] OGATA R H, NANDA R S, DUNCANSON M G, et al. Frictional resistances in stainless steel bracket- wire combinations with effects of vertical deflections [J]. Am J Orthod, 1996, 109: 535-542.

[51] PROSOSKI R R, BAGBY M D, ERICKSON L C. Static frictional force and surface roughness of nickel- titanium arch wires [J]. Am J Orthod, 1991, 100: 341-348.

[52] KUSY B R, WHITLEY J Q, PREWITT M J. Comparison of the frictional coefficients for selected archwire-bracket slot combinations in the dry and wet states [J]. AngleOrthod, 1991, 61 (4): 293-302.

[53] CASH A, CURTIS R, GARRIGIA-MAJO D, et al. A comparative study of the static and kinetic frictional resistance of titanium molybdenum alloy archwires in stainlesssteel brackets [J]. The European Journal of Orthodotics, 2004, 26 (1): 105-111.

[54] MELING T R, QDEGARRD J, HOLTHE K, et al. The effect of friction on the bending stiffness of orthodontic beams: A theoretical and vitro study [J]. Am J Orhtod, 1997, 112: 41-49.

[55] DE FRANCO D J, SPILLER R E, FRAUNHAFER J A. Frictional resistances using tefloncoated ligatures with various bracket-archwire combinations [J]. Angle Orthod, 1995, 65 (1): 63-74.

[56] TAYLOR N G, ISON K. Frictional resistance between orthodontic brackets and archwires in the buccal segments [J]. Angle Orthod, 1996, 66 (3): 215-222.

[57] SIMS A P T, WATERS N E, BIRNIE D J, et al. A comparison of the forces required to produce tooth movement in vitro using two self-ligating bracket and a preadjusted bracket employing two types of ligation [J]. Eur J Orthod, 1993, 15: 377.

[58] ANDREASEN G F, QUEVEDO F R. Valuation of friction forces in the 0.022 × 0.028 edgewise bracket in vitro [J]. Journal of Biomechanics, 1970, 3 (2): 151-160.

[59] THUROW R. Elastic ligature binding forces and anchorage fixation [J]. Am J Orthod Dentofac Orthop, 1975, 67: 694.

[60] 林珊, 罗小安, 黄晓红. 时效对正畸摩擦力影响的实验研究 [J]. 口腔材料器械杂志,

2004, 13（4）：183-185.

［61］罗家燕，林珠. 西安市儿童的骨龄和青春生长突增期间关系的研究［J］. 实用口腔医学杂志，1997, 13（3）：172-175.

［62］BEUNEN G, LEFEVRE J, OSTYN M, et al. Assessment of skeletal maturation of the hand-wrist and knee［J］. Am J Hum Biol, 2000, 12（5）：610-615.

［63］温景林. 金属挤压与拉拔工艺学［M］. 沈阳：东北大学出版社，1996：247.

［64］BISHARA S E, FONESCA J, FEHR D, et al. Debonding forces applied to ceramic brackets simulating clinical conditions［J］. Angle Orthod, 1994, 64：277-282.

［65］SCHULER F S, VAN WAES H. SEM-evaluation of enamel surfaces after removal of fixed orthodontic appliances［J］. Am J Dent, 2003, 16：390-394.

［66］WALKER B N, MAKINSON O F, PETERS M C. Enamel cracks the role of enamel lamellae in caries initiation［J］. Aust Dent J, 1998, 43：110-116.

［67］董宁，刘东旭. 氟化物在预防正畸釉质脱矿中的应用［J］. 国际口腔医学杂志，2007, 34（4）：306-308.

［68］SANDISON R M. Tooth surface appearance after debonding［J］. Brit J Orthod, 1981, 8：199-201.

［69］BUONOCORE M G. A simple method of increasing the adhesion of acrylic filling materials to enamel srfaces［J］. J Dent Res, 1955, 34：849-853.

［70］许燕玲，房兵. 正畸黏结技术对牙釉质损伤影响的研究进展［J］. 口腔材料器械杂志，2006, 15（1）：28-30.

［71］肖枫，郑靖，周仲荣，等. 人牙釉质的酸蚀行为研究［J］. 摩擦学学报，2009, 29（2）：163-167.

［72］OSORIO R, TOLEDANO M, GARC′ A-GODOY F. Enamel surface morphology after bracket debonding［J］. J Dent Child, 1998, 65（5）：313-317.

［73］OGAARD B. Enamel effects during bonding-debonding and treatment with fixed appliances［J］. Risk management in orthodontics：experts' guide to malpractice, 2004.

［74］TOLEDANO M, OSORIO R, OSORIO E, et al. Bond strength of orthodontic brackets using different light and self-curing cements［J］. Angle Orthod, 2003, 73：56-63.

［75］JOSEPH V P, ROSSOUW E. The shear bond strengths of stainless steel and ceramic brackets used with chemically and light-activated composite resins［J］. Am J Orthod Dentofacial Orthod, 1990, 97：121-125.

［76］TAVAS M A，WATTS D C. Bonding of orthodontic brackets by transillumination of a light activated composite：an in vitro study［J］. Br J Orthod，1979，6：207-208.

［77］SONIS A L，SNELL W. An evaluation of a fluoride-releasing，visible light-activated bonding system for orthodontic bracket placement［J］. Am J Orthod Dentofacial Orthod，1989，95：306-311.

［78］COOK P A. Direct bonding with glass ionomer cement［J］. J Clin Orthod，1990，24：509-511.

［79］MILLET D T，MCCABE J F. Orthodontic bonding with glass ionomer cementa review［J］. Eur J Orthod，1996，18：385-399.

［80］OEN J O，GJERDT N R，WISTH P J. Glass ionomer cements used as bonding materials for metal orthodontic brackets［J］. Eur J Orthod，1991，13：187-191.

［81］CREO A L，MITRA S B，YATES R M. Vitrebond light cure glass ionomer liner/base：Product Profile［J］. St. Paul，MN：Dental Products Division，3M Health Care Operations，1988.

［82］BISHARA S E，GORDON V V，VON WALD L，et al. Shear bond strength of composite，glass-ionomer and acid primer adhesive systems［J］. Am J Orthod Dentofacial Orthop，1999，115：24-28.

［83］PUS M D，WAY D C. Enamel loss due to orthodontic bonding with filled and unfilled resins using various clean-up techniques［J］. Am J Orthod，1980，77：269-283.

［84］DIEDRICH P. Enamel alterations from bracket bonding and debonding：a study with the scanning electron microscope［J］. Am J Orthod，1981，79：500-522.

［85］ALESSANDRI BONETTI G，ZANARINI M，INCERTI PARENTI S，et al. Evaluation of enamel surfaces after bracket debonding：an in-vivo study with scanning electron microscopy［J］. Am J Orthod Dentofacial Orthop，2011，140：696-702.

［86］OLSEN M E，BISHARA S E，BOYER D B，et al. Effect of varying etching times on the bond strength of ceramic brackets［J］. Am J Orthod Dentofacial Orthop，1996，109：403-409.

［87］BENNETT C G，SHEN C，WALDRON J M. The effects of debonding on the enamel surface［J］. J Clin Orthod，1984，18：330-334.

［88］PROFFIT W R，FIELDS JR H W，SARVER D M. Contemporary appliances［J］.Elsevier Health Sciences，2006.

［89］ZARRINNIA K，EID N M，KEHOE M J. The effect of different debonding techniques on the enamel surface：an in vitro qualitative study［J］. Am J Orthod Dentofacial Orthop，1995，108：284-293.

［90］KNOSEL M，MATTYSEK S，JUNG K，et al. Impulse debracketing compared to conventional debonding［J］. Angle Orthod, 2010, 80: 1036–1044.

［91］ZARRINNIA K, EID N M, KEHOE M J. The effect of different debonding techniques on the enamel surface: an in vitro qualitative study［J］. Am J Orthod Dentofacial Orthop, 1995, 108: 284–293.

［92］KNOSEL M, MATTYSEK S, JUNG K, et al. Suitability of orthodontic brackets for rebonding and reworking following removal by air pressure pulses and conventional debracketing techniques［J］. Angle Orthod, 2010, 80: 461–467.

［93］ZACHRISSON B U. A RTUN J. Enamel surface appearance after variousdebonding techniques ［J］. Am J Orthod, 1979, 75: 121–137.

［94］RETIEF D H, DENYS FR. Finishing of enamel surface after debonding of orthodontic attachments［J］. Angle Orthod, 1979, 49: 1–10.

［95］ROULEAU B D, GRAYSON W M, COOLEY R O. Enamel surface evaluations after clinical treatment and removal of orthodontic brackets［J］. Am J Orthod, 1982, 81: 423–426.

［96］HOWELL S, WEEKES W T. An electron microscopic evaluation of the enamel surface subsequent to various debonding procedures［J］. Aust Dent J, 1990, 35: 245–252.

［97］OZER T, BASARAN A, KAMA J D. Surface roughness of the restored enamel after orthodontic treatment［J］. Am J Orthod Dentofacial Orthop, 2010, 137: 368–374.

［98］CAMPBELL P. Enamel surfaces after orthodontic bracket debonding［J］. Angle Orthod, 1995, 65: 103–110.

［99］杨建浩. 不同方法去除正畸黏结剂对牙釉质影响的扫描电子显微镜观察［J］. 中国美容医学, 2008, 17（11）: 1658–1659.

［100］SANDISON R M. Tooth surface appearance after debonding［J］. Br J Orthod, 1981, 8: 199–201.

［101］REDD T B, SHIVAPUJA P K. Debonding ceramic brackets: effects on enamel［J］. J Clin Orthod, 1991, 25: 475–481.

［102］SWARTZ M L. A technical bulletin on the issues of bonding and debonding ceramic brackets ［J］. Ormco Technical Bulletin, 1988: 1–15.

［103］HARRIS A, JOSEPH V, ROSSOUW P. Shear peel bond strengths of esthetic orthodontic brackets［J］. Am J Orthod Dentofacial Orthop, 1992, 102: 215–219.

［104］BRITTON J C, MCINNES P, WEINBERG R, et al. Shear bond strength of ceramic orthodontic brackets to enamel［J］. Am J Orthod Dentofacial Orthop, 1990, 98: 348–353.

［105］KUSY R P. Morphology of the polycrystalline alumina bracket and its relationship to fracture toughness and strength〔J〕. Angle Orthod, 1988, 58: 197-203.

〔106〕BISHARA S E, FONSECA J M, BOYER D B. The use of debonding pliers in the removal of ceramic brackets: force levels and enamel cracks〔J〕. Am J Orthod Dentofacial Orthop, 1995, 108: 242-248.

〔107〕IWAMOTO H, KAWAMOTO T, KINOSHITA Z. Bond strength of new ceramic brackets as studied in. vitro〔J〕. J Dent Res, 1987, 66（4）: 928.

〔108〕VIAZIS A D, CAVANAUGH G, BEVIS R R. Bond strength of ceramicbrackets under shear stress: an in vitro report〔J〕. Am J Orthod Dentofacial Orthop, 1990, 98: 214-221.

〔109〕KRELL K V, JORDAN R D. Ultrasonic debonding of anterior etched-metal resin-bonded retainers〔J〕. General dentistry, 1985, 34（5）: 378-380.

〔110〕SHERIDAN J J, BRAWLEY G, HASTINGS J. Electrothermal debracketing Part I. An in vitro study〔J〕. American journal of orthodontics, 1986, 89（1）: 21-27.

〔111〕BISHARA S E, ORTHO D, TRUIOVE T S. Comparisons of different debonding techniques for ceramic brackets: An in vitro study. Part I. Background and methods〔J〕. American Journal of Orthodontics and Dentofacial Orthopedics, 1990, 98（2）: 145-153.

〔112〕JOSEPH V P, ROSSOUW P E. The shear bond strengths of stainless steel and ceramic brackets used with chemically and light-activated composite resins〔J〕. Am J Orthod Dentofac Orthop, 1990, 97: 168-175.

〔113〕JEROUDI M T. Enamel fracture caused by ceramic brackets〔J〕. Am J Orthod Dentofac Orthop, 1991, 99: 97-99.

〔114〕CHEN C S, HSU M L, CHANG K D, et al. Failure analysis: enamel fracture after debonding orthodontic brackets〔J〕. The Angle orthodontist, 2008, 78（6）: 1071- 1077.

〔115〕WANG W N, MENG C L, TARNG T H. Bond strength: a comparison between chemical coated and mechanical interlock bases of ceramic and metal brackets〔J〕. Am J Orthod Dentofac Orthop, 1997, 111: 374-381.

〔116〕THEODORAKOPOLOU L P, SADOWSKY P L, JACOBSON A, et al. Evaluation of the debonding characteristics of 2 ceramic brackets: an in vitro study〔J〕. Am J Orthod Dentofac Orthop, 2004, 125: 329-336.

〔117〕ELIADES T, BOURAUEL C. Intraoral aging of orthodontic materials: the picture we miss and its clinical relevance〔J〕. American Journal of Orthodontics and Dentofacial Orthopedics, 2005, 127（4）: 403-412.

［118］RETIEF D H. Failure at the dental adhesive-etched enamel interface［J］. J Oral Rehabil, 1974, 1: 265-284.

［119］BOWEN R L, RODRIGUEZ M S. Tensile strength and modulus of elasticity of tooth structure and several restorative materials［J］. J Am Dent Assoc, 1962, 64: 378-387.

［120］BISHARA S E, FEHR D E. Ceramic brackets: something old, something new, a review ［J］. Semin Orthod, 1997, 3: 178-188.

［121］ELIADES G. Clinical relevance of the formulation and testing of dentine bonding system［J］. Dent, 1994, 22: 73-81.

［122］PICKETT K L, SADOWSKY P L, JACOBSON A, et al. Orthodontic in vivo bond strength: comparison with in vitro results［J］. Angle Orthod, 2001, 71: 141-148.

［123］BISHARA S E, FONSECA J M, FEHR D E, et al. Debonding forces applied to ceramic brackets simulating clinical conditions［J］. Angle Orthod, 1994, 64: 277-282.

［124］GORELICK L, MASUNAGA G M, THOMAS R G, et al. Round table on bonding［J］. J Clin Orthod, 1978, 12: 695-714.

［125］LIU J K, CHANG L T, CHUANG S F, et al. Shear bond strengths of plastic brackets with a mechanical base［J］. Angle Orthod, 2002, 72: 141-145.

［126］KNOX J, JONES M L, HUBSCH P, et al. An evaluation of the stresses generated in a bonded orthodontic attachment by three different load cases using the finite element method of stress analysis［J］. J Orthod, 2000, 27: 39-46.

［127］KATONA T R. Stresses developed during clinical debonding of stainless steel orthodontic brackets［J］. Angle Orthodontics, 1997, 67: 39-46.

［128］BISHARA S E, OLSEN M E, DAMON P, et al. Evaluation of a newlight-cured orthodontic bonding adhesive［J］. American Journal of Orthodontics and Dentofacial Orthopedics, 1998, 114: 80-87.

［129］LOPEZ J J. Retentive shear strength of various bonding attachment bases［J］. Am J Orthod, 1980, 77: 669-678.

［130］BISHARA S E, OSTBY A W, LAFFOON J, et al. Enamel cracks and ceramic bracket failure during debonding in vitro［J］. Angle Orthod, 2008, 78: 1078-1083.

［131］COREIL M N, MCINNES-LEDOUX P, LEDOUX W R, et al. Shear bond strength of four orthodontic bonding systems［J］. Am J Orthod Dentofacial Orthop, 1990, 97: 126-129.

［132］BISHARA S E, FEHR D E, JAKOBSEN J R. A comparative study of the debonding strengths of different ceramic brackets, enamel conditioners and adhesives [J]. Am J Orthod Dentofacial Orthop, 1993, 104: 170-179.

[133] SOREL O, EL ALAM R, CHAGNEAUB F. Comparison of bond strength between simple foil mesh and laser-structured base retention brackets [J]. Am J Orthod Dentofac Orthop, 2002, 122: 260-266.

[134] ZANARINIA M, GRACCOB A, LATTUCAC M, et al. Bracket base remnants after orthodontic debonding [J]. Angle Orthodontist, 2013, 83: 885-891.

[135] PONT H B, ÖZCAN M, BAGIS B, et al. Loss of surface enamel after bracket debonding: an in-vivo and ex-vivo evaluation [J]. American Journal of Orthodontics and Dentofacial Orthopedics, 2010, 138 (4): 387-389.

[136] KIM Y H. Anterior open bite and its treatment with multi-loop edgewise arch-wire [J]. Angle Orthod, 1987, 57 (4): 290-321.

[137] FARAH J W. Photoelastic and finite element stress analysis of a restored axisymmatic first molar [J]. J Biomech, 1973, 6: 511.

[138] TAKAHASHI N, KITAGAMI T. Behavior of teeth under loading conditions with finite element method [J]. J Oral Rehab, 1980, 7: 453.

[139] TANNE K, KOENING, BURSTONE C. Moment to Force Ratios and the Center of Rotation [J]. AJO-DO, 1988, 94: 426-431.

[140] KHALIL T B. Parametric study of head respense by finite element modeling [J]. J Biomech, 1977, 20: 153.

[141] MIYASAKA J, FANNE K. Finite element analysis of the biomech anical effect of orthodentic orce of the craniofacial skeleton [J]. Osaka-Daigaku-Shigaku-Zasshi, 1986, 31 (2): 39.

[142] 赵志河. 矫形力在鼻上颌复合体内部产生的位移和应力的三维有限元分析 [D]. 成都: 四川大学华西医科大学, 1992, 7.

[143] 赵志河, 赵美英. 上颌复合体及上颌牙弓阻力中心位置的研究 [J]. 口腔正畸学杂志, 1994, 1 (1): 25.

[144] HOLBERG C, SCHWENZER K, RUDZKI J. Three-dimensional Soft Tissue Prediction Using Finite Elements Part I: Implementation of a New Procedure [J]. Journal of Orofacial Orthopedics, 2005, 66 (2): 110-121.

[145] 吕涛, 白丁, 陈扬熙等. MEAW技术在成人正畸后期中线改正中的应用 [J]. 实用口腔医学杂志, 2006 (2): 151-154.

［146］张美超，钟世镇. 国内生物力学中有限元的应用研究进展［J］. 解剖科学进展，2003，9（1）：53-56.

［147］FARAH J W. Photoelastic and finite element stress analysis of a restored axisymmatic first molar［J］. J Biomech，1973，6：511.

［148］RUBIN C，KRISHNAMURHTY N，CAIOLOUTO G，et al. Stress analysis of human tooth finite element mothod［J］. J Dent Res，1983，62：8.

［149］TAKAHASHI N，KITAGAMI T. Behavior of teeth under loading conditions with finite element method［J］. J Oral Rehab，1980，7：453.

［150］周书敏，吴仲谋. 应用有限单元法对下颌磨牙不同高度的牙周支持组织的应力分析［J］. 北京医学院学报，1984，16（4）：293.

［151］周书敏，何明元，张延宏. 正常及异常牙周膜在不同载荷作用下应力分布的研究［J］. 北京医科大学学报，1988，20：31.

［152］赵志河，房兵，赵美英. 颅面骨三维有限元模型的建立［J］. 华西口腔医学杂志，1994，12（4）：261.

［153］赵志河，房兵. 尖牙牙周膜应力分布的研究［J］. 华西口腔医学杂志，1994，12（4）：301.

［154］赵云凤. 口腔生物力学［M］. 北京：北京医科大学中国协和医科大学联合出版社，1996，7.

［155］李俊，李清，范崇德. 正畸力作用下下颌磨牙的三维有限元研究［J］. 临床口腔医学杂志，1998，14（1）：18.

［156］TANNE K，SAKUDA M. Initial stress induced in the periodontal tissue at the time of the application of carious types of orthodontic force 3D analysis of means of finite element method［J］. J Osaka Univ Bull，1983，23：143.

［157］洪瑾，夏文薇，朱亚琴，等. 有限元法建立下颌第一磨牙模型及受力分析［J］. 上海口腔医学，2001，10（4）：342-345.

［158］WILLIAMS K R，EDMUNDSON J T. Orthodontic movement analysed by the tinite element method［J］. Biomat，1984，5：347.

［159］TANNE K，SAKUDA M，BURSTONE C J. Three-dimensional finite element analysis for stress on the periodontal tissue by orthodontic forces［J］. Am J Orthod Dentofac Orthop，1987，92：499-505.

［160］卢海平，傅民魁，黄吉锋，等. 矫治力作用下牙周支持组织应力分布的三维有限元分

析［J］.中华口腔医学杂志，1994，29（6）：332.

［161］彭友俭，程祥荣，胡志远.三维有限元法分析上颌支抗磨牙及其支持组织的生物力学［J］.口腔医学纵横杂志，1999，15（4）：232.

［162］毛希平.图像重建技术在并行处理系统中的应用［J］.小型微型计算机系统，2000，21（3）：289.

［163］张如一，陆耀桢.实验应力分析［M］.北京：机械工业出版社，1980：1-2.

［164］WRIGHT R W，MECK M I，YETTRAMM A L. Reactive force distribution for teeth when loaded singly and when used as fixed parial denture abtments［J］.J Prosthet Dent，1987，42：411.

［165］RICHARD A，REINHARDT Y C. Periodontal ligament stresses in the initiation of occulusal traumatism［J］.J Periodontol Res，1984，19（3）：238-246.

［166］NICO VERDONSCHOT，WILLEM M M. FENNIS. Generation of 3-D Finite Element Models of Restored Human Teeth Using Micro-CT Techniques［J］.Int J Prosthodontics，2001，14：310-315.

［167］段银钟，林株.口腔生物力学［M］.西安：世界图书出版公司，1994.

［168］张美超，钟世镇.国内生物力学中有限元的应用研究进展［J］.解剖科学进展，2003，9（1）：53-56.

［169］王勖成.有限单元法的基本原理和数值方法［M］.北京：清华大学出版社，2000：16-75.

［170］谢贻权，何福保.弹性和塑性力学中的有限单元法［M］.北京：机械工业出版社，1981.

［171］FARAH J W. Photoelastic and finite element stress analysis of a restored axisymmatic first molar［J］.J Biomech，1973，6：511.

［172］张宏伟，赵小松，张国雄，等.三维曲面重构技术［J］.天津大学学报，2002，35（2）：183-186.

［173］王惠芸.我国人牙的测量和统计［J］.中华口腔科杂志，1959，3：149.

［174］MC GGUINNESS N J，WILSON A N，JONES M L，et al. A stress analysis of the periodontal ligament under various orthodontic loadings［J］.Eur J Orthod，1991，13（3）：231-242.

［175］ANDERSEN K L，PEDERSEN E H，MELSEN B. material parameters and stress profiles within the periodontal ligament［J］.Am J Orthod Dentofacial Orthop. 1991，99（5）：427-440.

［176］MIDDLETON J，JONES M，WILSON A. The role of the periodontal ligamentin bone modeling：The initial development of a time-dependent finite element model［J］.Am J Orthod Dentofacial Orthop，1996，109（2）：155-162.

［177］GERAMY A. Alveolar bone resorption and the center of resistance modification（3-D analysis by means of the finite element method）［J］. Am J Orthod Dentofacial Orthop，2000，117（4）：399-405.

［178］KATONA T R，QIAN H. A mechanism of noncontinuous supraosseous tooth eruption［J］. Am J Orthod Dentofacial Orthop，2001，120（3）：263-271.

［179］QIAN H，CHEN J，KATONA T R. The influence of PDL principial fibers in a 3-dimensional analysis of orthodontic tooth movement［J］. Am J Orthod Dentofacial Orthop，2001，120（3）：272-279.

［180］WRIGHT R W，MECK M I，YETTRAMM A L. Reactive force distribution for teeth when loaded singly and when used as fixed parial denture abtments［J］. J Prosthet Dent，1987，42：411.

［181］RICHARD A，REINHARDT Y C. Periodontal ligament stresses in the initiation of occulusal traumatism［J］. J Periodontol Res，1984，19（3）：238-246.

［182］MC GGUINNESS N J，WILSON A N，JONES M L，et al. A stress analysis of the periodontal ligament under various orthodontic loadings［J］. Eur J Orthod，1991，13（3）：231-242.

［183］胡凯，荣起国. 材料力学性能对人颞下颌关节力三维非线性模拟的影响［J］. 军医进修学院学报，1999，20：139.

［184］张欣泽，邵玶. MEAW技术矫治咬合平面偏斜的应力分析［J］. 临床口腔医学杂志，2010，6：366-368.